Comer o quê?

Mark Bittman e Dr. David L. Katz

# Comer o quê?

Uma conversa entre um médico e um
jornalista curioso sobre a boa alimentação

Tradução de Ibraíma Dafonte Tavares

Copyright © 2020 Mark Bittman e David L. Katz
Copyright da tradução © 2021 Alaúde Editorial Ltda.
Título original: *How to Eat – All Your Food and Diet Questions Answered*

Este livro é uma obra de consulta e esclarecimento. As informações aqui contidas têm o objetivo de complementar, e não substituir, os tratamentos ou cuidados médicos. Os benefícios para a saúde de uma dieta baseada em frutas, verduras, legumes e sementes são reconhecidos pela medicina, mas o uso das informações contidas neste livro é de inteira responsabilidade do leitor. Elas não devem ser usadas para tratar doenças graves ou solucionar problemas de saúde sem a prévia consulta a um médico ou a um nutricionista. Uma vez que mudar hábitos alimentares envolve certos riscos, nem o autor nem a editora podem ser responsabilizados por quaisquer efeitos adversos ou consequências da aplicação do conteúdo deste livro sem orientação profissional.

Todos os direitos reservados. Nenhuma parte desta edição pode ser utilizada ou reproduzida – em qualquer meio ou forma, seja mecânico ou eletrônico –, nem apropriada ou estocada em sistema de banco de dados sem a expressa autorização da editora. O texto deste livro foi fixado conforme o acordo ortográfico vigente no Brasil desde 1º de janeiro de 2009.

**Revisão:** Claudia Vilas Gomes e Rosi Ribeiro Melo     **Capa:** Amanda Cestaro
1ª edição, 2022. Impresso no Brasil

Dados Internacionais de Catalogação na Publicação (CIP)
(Câmara Brasileira do Livro, SP, Brasil)

Bittman, Mark
 Comer o quê? : uma conversa entre um médico e um jornalista curioso sobre a boa alimentação / Mark Bittman, David Katz ; tradução Ibraíma Dafonte Tavares. -- São Paulo : Alaúde Editorial, 2022.

 Título original: How to eat : all your food and diet questions answered
 ISBN 978-65-86049-59-6

 1. Alimentação 2. Alimentos 3. Comida 4. Nutrição 5. Saúde - Promoção I. Katz, David. II. Tavares, Ibraíma Dafonte. III. Título.

21-87312                                                           CDD-641.5

Índices para catálogo sistemático:
1. Alimentos : Culinária : Economia doméstica 641.5
Maria Alice Ferreira - Bibliotecária - CRB-8/7964

2022
Alaúde Editorial Ltda.
Avenida Paulista 1337, conjunto 11, Bela Vista
São Paulo, SP, 01311-200, Tel.: (11) 3146-9700
www.alaude.com.br / blog.alaude.com.br

# SUMÁRIO

Introdução: Ciência, bom senso e banana amassada..................9

**QUESTIONANDO AS PERGUNTAS**
(Por que precisamos perguntar "comer o quê?")......................13

Como chegamos aqui?................................................15

**RESPONDENDO AS PERGUNTAS**
(Tudo sobre alimentação e saúde – As perguntas mais frequentes).......21

Qual é a melhor dieta?..............................................23
    Emagrecimento.................................................31
Dietas específicas..................................................45
    Dieta mediterrânea............................................45
    Vegetarianismo e flexitarianismo..............................49
    Jejum intermitente............................................56
    Dieta paleolítica.............................................60
    Dieta DASH....................................................65

Dietas anti-inflamatórias ................................................................ 69
Dieta com baixo teor de FODMAPs .......................................... 71
Dieta cetogênica ............................................................................ 73
Dieta Whole30 ............................................................................... 76

Padrões alimentares e estilo de vida ............................................. 79
Quando devo comer? ................................................................... 79
Sobre variedade ............................................................................ 81
Lanches ......................................................................................... 84
Alimentos locais ........................................................................... 86

Alimentos e ingredientes ................................................................... 91
Frutas, legumes e verduras ........................................................... 93
Cereais integrais ........................................................................... 97
Leguminosas ............................................................................... 103
Laticínios .................................................................................... 107
Carne .......................................................................................... 115
Carne *fake* ................................................................................ 122
Peixes ......................................................................................... 123
Óleos de cozinha ........................................................................ 125
Superalimentos ........................................................................... 138
Bebidas ....................................................................................... 140

Nutrição básica: macronutrientes, micronutrientes
e as respostas do corpo ............................................................... 149
Proteínas ..................................................................................... 150
Carboidratos ............................................................................... 153
Gorduras ..................................................................................... 158
Colesterol ................................................................................... 162
Inflamação .................................................................................. 165
Açúcar ........................................................................................ 168
Sal ............................................................................................... 174
Antioxidantes ............................................................................. 178
Vitaminas e suplementos ........................................................... 179
Microbioma ................................................................................ 184

**QUESTIONANDO AS RESPOSTAS**
(Sobre ciência e bom senso, ou Como sabemos o que sabemos).......... 189

Sobre as pesquisas......................................................................... 191
A floresta *versus* as árvores......................................................... 195
Metodologia de pesquisa: não existe uma só................................ 203

*Conclusão* ..................................................................................... 213
*Fontes de consulta* ....................................................................... 215

# INTRODUÇÃO
# CIÊNCIA, BOM SENSO E BANANA AMASSADA

Digamos que você estivesse com vontade de comer uma banana. Provavelmente, primeiro você a descascaria. Mesmo que dispusesse do mais potente processador de alimentos do mundo, ele em nada o ajudaria. Também de nada serviria ter em casa um serra elétrica.

Você sabe que seria ridículo usar qualquer um desses aparelhos. Nenhum equipamento, por mais moderno que seja, por mais representativo das proezas da engenharia que se mostre, melhoraria a sua capacidade natural de descascar uma banana.

A ciência é um conjunto poderoso de ferramentas. Se bem usadas, as ferramentas da ciência (que, naturalmente, é a matriz de todas as ferramentas poderosas) ampliam a percepção e as habilidades humanas. Com um microscópio, um telescópio ou um medidor de campo magnético, a ciência consegue revelar o que antes era muito pequeno, muito distante ou imperceptível. Ela nos permite ver o invisível, ouvir o inaudível, discernir o impreciso e compreender o que parecia inescrutável.

Mas a ciência *não* se restringe a esse tipo de ferramenta, e um dos conceitos equivocados da área da nutrição é a alegação de que a verdade vem apenas de determinadas ferramentas, de um tipo especial de estudo científico, sem o qual nada pode ser compreendido. Nossa resposta para isso: bobagem.

Para que fique bem claro: somos discípulos da ciência. Um de nós (David) fez carreira científica, supervisionando um laboratório de pesquisa, conduzindo e publicando ensaios clínicos randomizados, fazendo revisões sistemáticas e metanálises, e até mesmo inventando métodos de síntese de evidências – procedimentos que chegam a conclusões sobre o peso das evidências em determinado tópico. O outro (Mark) foi arrebatado pela ciência ainda menino, mas escolheu outro caminho, um caminho que costuma contar com a ciência como fonte de conhecimento.

No entanto, somos também defensores intransigentes do *bom senso*. Sem bom senso a ciência equivale a usar uma serra elétrica para descascar bananas. Nem sempre precisamos desse tipo de instrumento, que muitas vezes não apenas é supérfluo como também potencialmente prejudicial. Não precisamos de estudos que nos digam como descascar uma banana; que nos expliquem que, se jogarmos uma maçã para cima, ela vai cair; não precisamos nem sequer de estudos que nos digam que é bom comer maçã.

Acreditamos que a engenhosa (ou pelo menos competente!) combinação de ciência e bom senso que praticamos neste *Comer o quê?* o diferencie das várias centenas de livros de "alimentação" disponíveis por aí. Em *Comer o quê?*, recorremos ao bom senso para interpretar a ciência. Apoiamo-nos no bom senso para reconhecer o que é facilmente observável. Empregamos o bom senso para avaliar a relevância da ciência. A ciência pode ser a melhor maneira já criada de responder às questões difíceis, mas apenas o bom senso pode determinar se estamos fazendo perguntas válidas e úteis, ou se a ciência é necessária – e, em caso positivo, até que ponto –, para responder a essas questões.

Todos sabemos tudo o que é preciso saber para comer por prazer. Também aprendemos muito sobre a alimentação em prol da saúde e da sustentabilidade por meio de experiência e da observação, e muito mais através da ciência, graças a estudos de intervenção ou a estudos epidemiológicos de grupos ou populações inteiras.

É possível aumentar o nosso conhecimento, e confiar nele cada vez mais, quando acumulamos evidências e as utilizamos para fazer ponderações, e não para mudar de ideia a cada novo estudo por acreditar que uma nova descoberta muda tudo – algo que somos estimulados a fazer por causa das notícias que recebemos 24 horas por dia.

Nosso conhecimento aumenta e melhora quando todas as fontes de novidades genuínas são combinadas. Bom senso *mais* ciência.

Qualquer método científico é apenas uma ferramenta. Se bem usada, ela ajuda a construir uma ponte para a verdade e o conhecimento. Se for mal utilizada, vai estraçalhar a sua banana. A insistência na ideia de que nada é "verdade" a menos que haja a confirmação de um ensaio randomizado controlado é não apenas equivocada – e não precisamos ser cientistas para perceber isso, nem devemos permitir que cientistas nos convençam do contrário –, mas também serve para que pessoas com segundas intenções lucrem com nossa confusão. Por exemplo, poderíamos desenhar um ensaio que concluísse que comer açúcar em excesso é melhor do que comer gordura em excesso – ou vice-versa –, mas ainda assim nosso bom senso nos diz que não é bom comer em excesso nenhum dos dois.

Em última análise, queremos apenas saber o que é verdade; queremos entender. Esperamos que esse seja também o seu desejo, e por meio da ciência e do bom senso tentamos dizer neste livro como as coisas são e *como sabemos* como elas são. Quando não temos certeza, dizemos que não temos certeza; não se sabe tudo. Tanto a ciência quanto o bom senso deixam espaço para a dúvida; com frequência, a dúvida é mesmo um requisito.

Porém, para além de qualquer dúvida e com base na ciência e no bom senso, podemos afirmar que aprender a comer reduz drasticamente o risco de desenvolver as principais doenças crônicas e de morrer prematuramente. Nós temos, e podemos oferecer a você, a compreensão necessária para acrescentar anos à sua vida e vida aos seus anos, ajudando, assim, a perpetuar a nossa espécie neste planeta.

Não, não sabemos tudo. Mas sabemos *o bastante*. A ciência, com o filtro do bom senso, revela muitas verdades confiáveis sobre como comer para criar um mundo realmente bom.

DK/MB

# QUESTIONANDO AS PERGUNTAS

(Por que precisamos perguntar
"comer o quê?")

# COMO CHEGAMOS AQUI?

**Já não devíamos saber o que comer?**
De certa maneira, sim. Todo animal sabe o que comer. Essa relação foi desvirtuada apenas entre os seres humanos (e os animais sob nosso controle). No último século, nós nos perdemos. Estamos tão distantes de nossas origens que temos dificuldades para achar o caminho de volta.

No entanto, não há nada mais importante: a comida é o combustível que faz funcionar toda a complexa máquina humana. É dela que vem o material de construção para o corpo em desenvolvimento das crianças e tudo de que os adultos necessitam diariamente. O que comemos é crucial para a integridade do sistema nervoso, para o equilíbro dos hormônios, para o funcionamento dos vasos sanguíneos e para a eficácia do sistema imunológico. Se pudéssemos dar apenas um conselho, seria este: coma comida de verdade. Ponto-final. Mas vamos voltar a isso.

**Como eram as coisas quando não havia produção em massa de alimentos?**
Feche os olhos e tente imaginar: desde os primórdios da agricultura, quase todas as civilizações tiveram nos cereais a base de sua alimentação; eles eram (e são) baratos porque eram (e são) facilmente cultivados em grande quantidade.

**As pessoas comiam basicamente... o quê?**
Virtualmente todo mundo comia cereais: arroz, trigo, milho e painço, dependendo da região. Os cereais eram o principal alimento. Em alguns lugares, a aristocracia comia algumas iguarias.

**Por exemplo?**
Carne, por exemplo. Até há pouco tempo, comer carne era algo raro. E isso não era ruim: o baixo consumo de produtos de origem animal é bom para todos os envolvidos (seres humanos e animais). E até o século XX os danos causados aos animais era mínimo.

O século XX foi um ponto de virada, o momento em que nos distanciamos de toda a história anterior. Se antes comíamos quase exclusivamente os alimentos cultivados nas proximidades, hoje dispomos de *commodities* – inclusive a carne – produzidas em escala industrial e despachadas para todo o mundo. Além disso, os danos causados aos animais criados para abate são incalculáveis.

**Então até recentemente a alimentação das pessoas era essencialmente vegetariana?**
Sim, quase totalmente. Não havia escolha. As localidades que são exceção devido a imperativos da sobrevivência – povos como os inuítes comem grande quantidade de carne porque é o que há para comer – em geral não apresentam um resultado muito invejável no que diz respeito à saúde da população. Mas a maior parte da humanidade era composta de onívoros com alimentação predominantemente vegetariana. Um exemplo remanescente desse fato são os *tsimanes*, ou *chimanes*, povo que habita o atual território da Bolívia e despertou a atenção dos cientistas nos últimos anos por apresentar as mais saudáveis artérias em todo o mundo; não existe doença cardíaca entre eles.

**Como isso é possível?**
A razão é o estilo de vida, que inclui uma dieta em sua maior parte baseada em plantas comestíveis. Se a colheita não for boa, eles caçam e pescam.

Não se trata apenas de um jeito saudável de viver – trata-se de sua única escolha. Ao longo da história, o hábito de se alimentar de plantas comestíveis esteve ligado à oportunidade, à sobrevivência e à prática de fazer o melhor com o que estava disponível; ninguém se preocupava com pegada ecológica ou ética animal. Essas são preocupações contemporâneas: hoje há tanta comida – e tanto impacto – que precisamos fazer escolhas.

**Como sabemos que antigamente a maior parte das pessoas era onívora com alimentação predominantemente vegetariana?**
Graças à biologia evolutiva. Também sabemos o que havia para comer, e que os seres humanos são naturalmente onívoros. Aquilo de que nossas papilas gustativas gostam não é produto do acaso. Aquilo que é gostoso está associado à sobrevivência.

**Mas então por que eu adoro sorvete? Sorvete não deve ser uma boa escolha para a minha sobrevivência.**
Nós gostamos de açúcar por uma boa razão: o leite materno é doce; assim como as frutas.

**O que explica o meu vício em comida salgada?**
Nossas origens estão no mar; nós nos adaptamos para, de fato, viver no meio do sal. Depois nos arrastamos para fora do oceano e descobrimos como viver em terra – deixando para trás todo o nosso estimado sal. Tivemos de deixar de ser bons em excretar o excesso de sal (todas as criaturas marinhas são) e nos tornar bons em encontrar sal (como a maioria dos animais terrestres é).

Na natureza, não é fácil achar bastante sal em terra, razão pela qual os animais terrestres precisam procurá-lo. (É por isso que o seu cachorro gosta de lamber o seu suor, que os cervos buscam terrenos impregnados de sal, que os elefantes se reúnem para aspirar a lama rica em minerais, e assim por diante.) Quando a humanidade começou a minerar o sal, tornou-se fácil obtê-lo. Mas a nossa necessidade de sal é antiga e está inscrita em nosso DNA: se tivermos um suprimento maior do que o necessário, podemos consumi-lo em excesso. Não deixamos de ter impulsos da Idade da Pedra apenas porque eles não servem mais no mundo contemporâneo.

> Não deixamos de ter impulsos da Idade da Pedra apenas porque eles não servem mais no mundo contemporâneo.

**A biologia evolutiva é capaz de explicar por que eu adoro frituras e um hambúrguer bem engordurado? Eu me sentiria melhor se houvesse uma explicação científica.**
Além de responder aos sabores doce e salgado, nossas papilas gustativas também nos recompensam pela textura das gorduras, pois elas são o macronutriente mais energético. As gorduras têm mais do que o dobro de calorias por grama do que as proteínas e os carboidratos. Num mundo de alimentos escassos, em que fosse preciso correr atrás das calorias, conseguir gordura seria uma grande vitória. Então, sim, gostar de gordura, de sal e de açúcar faz todo o sentido; eles são a tríade da sobrevivência quando é preciso caçar ou coletar os alimentos.

**Por que nossas papilas gustativas não foram projetadas para gostarmos de legumes e verduras tanto quanto gostamos de *junk food*?**
As plantas costumam oferecer menos energia; os animais saudáveis não têm alto teor de gorduras. Nossos ancestrais precisavam batalhar muito para obter alimentos calóricos e altamente energéticos, como frutas oleaginosas, sementes, ovos, miúdos e tutano. Por isso, aqueles que encontravam esses alimentos eram mais eficientes em procriar.

**Vocês estão dizendo que a vontade de comer alimentos que não são saudáveis está ligada a um instinto de sobrevivência ancestral?**
Sim. Mas lembre-se de que esses alimentos eram saudáveis quando eram escassos; na verdade, *nossos ancestrais precisavam deles*. O sal é saudável se não for consumido em excesso, pois precisamos dele para viver; o mesmo vale para as gorduras. O açúcar é saudável desde que venha do leite materno, das frutas e do mel que lutamos para extrair em meio a um enxame de abelhas. A vontade de comer essas coisas era boa no contexto natural; acontece que nós mudamos o contexto.

**Que irônico!**
Sim, infelizmente. A indústria alimentar se aproveita de nossas papilas gustativas para nos fazer comprar os seus produtos.

Mas é assim tão fácil nos manipular? Há saída? Ou estamos condenados a comer *junk food* para sempre? A boa notícia é que as papilas gustativas (que na verdade são feixes de nervos) são adaptáveis e rapidamente aprendem a gostar de qualquer alimento. Um dos principais fatores determinantes das preferências alimentares é a familiaridade. Todos trazemos algumas tendências inscritas no DNA, mas nossas preferências são em grande medida moldadas por aquilo que decidimos comer.

> Um dos principais fatores determinantes das preferências alimentares é a familiaridade.

Considere esta evidência transcultural: tradicionalmente, os bebês brasileiros aprendem a gostar de arroz e feijão; os bebês indianos aprendem a gostar de *dahl* (um ensopado de lentilhas) e *chapati* (o pão indiano); os japoneses aprendem a gostar de peixe e *tofu*; os bebês inuítes aprendem a gostar de foca; e os bebês norte-americanos aprendem a gostar de cereais matinais industrializados. Isso mostra que aquilo que comemos pode definir nossos alimentos preferidos. E aí reside a tremenda promessa da "reabilitação gustativa" e a oportunidade de aprender a gostar dos alimentos que também gostam da gente.

**Preciso começar minha reabilitação gustativa o mais rápido possível e há muitas dietas às quais recorrer. Se vocês tivessem de usar uma palavra para descrever a dieta saudável, qual seria ela?**
Equilíbrio.

**Algo como "de tudo, com moderação"?**
Por mais clichê que seja, esse é o melhor mantra para a alimentação. A dieta mediterrânea, por exemplo, é rica em gorduras poli- e monoinsaturadas e contém um pouco de gorduras saturadas. Porém, não podemos dizer que essas gorduras saturadas sejam prejudiciais, pois elas fazem parte de um cardápio equilibrado. O equilíbrio promove a saúde.

No entanto, vamos ter cuidado com os termos "tudo" e "moderação". *Existem* alimentos – vamos chamá-los de *junk food* – que devem ser completamente banidos por questões de saúde, de ética ou de impacto ambiental. Já a moderação pode se transformar rapidamente num terreno pantanoso, pois um pouco disto e um pouco daquilo… acabam virando MUITO "isto + aquilo". Se a dieta for composta basicamente pelos alimentos certos – legumes, verduras, frutas, cereais integrais, frutas oleaginosas e sementes, leguminosas e água –, então todo o resto, consumido com moderação, não fará mal.

# RESPONDENDO AS PERGUNTAS

(Tudo sobre alimentação e saúde –
As perguntas mais frequentes)

# QUAL É A MELHOR DIETA?

**Por favor, definam o significado de "dieta".**
A palavra "dieta" acabou transformada num jargão popular para designar algo que se "faz" para emagrecer, uma (não) "solução" de curto prazo. No entanto, "dieta" vem da palavra latina para (em nossa tradução) "estilo de vida", ou seja, a ingestão diária de alimentos. Não se trata de uma maneira de comer para perder peso rapidamente (e recuperá-lo com velocidade ainda maior). Trata-se de comer para viver. Trata-se de algo que fazemos para permanecer saudáveis. Portanto, o objetivo deve ser uma boa dieta para sempre, e não uma "dieta" de duas semanas. Isso é o que há de mais importante a dizer sobre essa palavra.

**De onde vêm as dietas?**
As dietas são o estilo de vida que diferentes populações desenvolvem ao longo de gerações. Isso é muito diferente da ideia de um gênio renegado que anuncia: "Inventei um jeito novo de comer e vou vendê-lo ao mundo apesar de não haver nenhuma prova de sua eficácia, nem sequer de sua segurança".

**Quer dizer então que a dieta da sopa de repolho, a dieta da lua, a dieta de Hollywood...?**

Sim, são ridículas! Não existe nenhum povo que sobreviva apenas de sopa de repolho. Portanto, essa dieta é absurda.

**Mas dia sim outro também aparece uma nova dieta que promete emagrecimento, clareza mental e uma pele radiante – algo como a perfeição humana. Por que fazem esse tipo de alegação? Há evidências que comprovem essas promessas?**

Há muitas evidências, e a maior parte delas conta uma história clara e consistente. Entretanto, há também muitas opiniões que – intencionalmente ou não – disseminam confusão.

A ciência não convive bem com o ciclo normal das notícias; ela não produz uma manchete forte a cada vinte minutos. A ciência é cumulativa e incremental, desenvolve-se ao longo de meses, anos, décadas, séculos. Acercar-se da verdade e compreendê-la leva tempo.

A tentativa de encaixar as descobertas científicas em ciclos de notícias que rendam visualizações, cliques, venda de livros etc. as transforma numa espécie de *pretzel* – ou seja, não leva a lugar nenhum. Quando a ciência é aplicada de forma correta, *não* existe confusão; mas seu mau uso causa pseudoconfusão.

A ciência é uma ferramenta, e toda ferramenta pode ser bem ou mal utilizada. O martelo é ótimo quando usado em pregos, mas péssimo se usado em parafusos. A ciência é uma ferramenta poderosa para preencher as lacunas em nosso conhecimento, mas, quando mal empregada, pode deturpar o conhecimento.

Resumindo: *há* evidências do impacto da dieta na saúde das pessoas – evidências boas, incontestáveis e majoritariamente incontroversas. Sabemos como é uma boa dieta. E sabemos como colocá-la em prática.

**Então por que existem tantas dietas desequilibradas e altamente restritivas, como a Whole30 e a dieta cetogênica?**

Essas não são dietas para a vida; são dietas de curto prazo para emagrecer, embora até mesmo isso seja discutível. Não são boas escolhas: equilíbrio é bom, desequilíbrio é ruim. De verdade. Ponto-final.

Uma série de coisas não relacionadas a equilíbrio e saúde podem levar a rápida perda de peso num curto período de tempo – uma gripe, por exemplo.

As dietas da moda impõem restrições duras em vez da ingestão saudável de alimentos a longo prazo. Elas ajudam a emagrecer rápido, mas não são sustentáveis.

Por outro lado, o equilíbrio é um princípio intrínseco a todas as considerações sobre dieta e nutrientes. Por exemplo, precisamos de sódio para viver; mas não precisamos dele na quantidade que os alimentos ultraprocessados nos entregam.

> Num mundo ideal, todos os alimentos ultraprocessados seriam eliminados.

**Mas nutrientes como as gorduras saturadas não são tão ruins que deveriam ser sumariamente eliminados? Em alguns casos, a exclusão não é mais importante que o equilíbrio?**
Num mundo ideal, todos os alimentos ultraprocessados seriam eliminados, porque a comida voltaria a ser... comida. Nesse mundo, haveria muito, muito menos más escolhas a fazer. Porém, no universo dos nutrientes naturais, coisas como as gorduras saturadas não são intrinsecamente "prejudiciais". As gorduras saturadas e o sódio, por exemplo, são "prejudiciais" apenas porque aparecem em excesso na nossa alimentação quando comparados a outros nutrientes. Isso é desequilíbrio. Um pouco de gordura saturada faz parte das melhores dietas; e o sódio é um nutriente essencial. Conforme dizia o médico e alquimista Paracelso, a diferença entre o remédio e o veneno é a dose.

**Existe uma "dieta" que deixe todas as outras no chinelo?**
Seria mais honesto dizer que conhecemos *padrões alimentares* que deixam as outras dietas no chinelo – mas assim que nos voltamos para esssa direção sensata e defensável, o pensamento mágico sai da equação; não há mágica. Infelizmente, muitas pessoas estão convencidas de que querem uma mágica, não importa quantas vezes tenham se decepcionado com falsas promessas e a despeito de a boa alimentação ser simples. As dietas da moda, como a Whole30 ou o jejum intermitente, estão ligadas a interesses comerciais. Mas *a verdade é que todas as "boas" dietas têm os mesmos princípios*. São variações do mesmo tema.

**Como assim?**
As melhores dietas têm em comum o fato de priorizarem alimentos naturais, minimamente processados e majoritariamente do reino vegetal. Elas

são aquilo que se pode chamar de dieta predominantemente baseada em plantas comestíveis. Todo o resto é detalhe.

**Como sabemos que as dietas predominantemente baseadas em plantas comestíveis são as mais saudáveis?**
*Não dispomos* de um ensaio clínico randomizado que tenha acompanhado um grupo de dezenas de milhares de pessoas desde o nascimento até o fim da vida para mostrar de uma vez por todas "qual é a melhor dieta". No entanto, dispomos de uma montanha de evidências, recolhidas ao longo do tempo, para sustentar o princípio dos alimentos integrais, principalmente de origem vegetal, combinados de maneira equilibrada.

Não podemos dizer qual "dieta" é melhor. Podemos dizer qual é o melhor padrão alimentar: comida de verdade, o mais próxima possível de sua forma natural, principalmente de origem vegetal, com a adição de um pouquinho de quase todas as outras coisas de que gostamos. Simples assim, por mais que a verdade doa.

**Quais nutrientes a dieta predominantemente baseada em plantas comestíveis me garante?**
Todos aqueles dos quais você necessita. Essa dieta fornece grande variedade das vitaminas, dos minerais e dos antioxidantes dos vegetais, além do ômega-3 das frutas oleaginosas, das sementes e dos peixes. Quando a maior parte das gorduras consumidas vem dos vegetais e dos peixes, elas são basicamente poli- ou monoinsaturada (saiba mais sobre gorduras na página 158). Com essa dieta, garantimos carboidratos de ótima qualidade, muitas fibras, muitas proteínas – e até mesmo paz de espírito! Dependendo da composição final da dieta, talvez restassem ainda algumas lacunas nutricionais, como a falta das vitaminas D e $B_{12}$. Porém, essas lacunas podem ser facilmente preenchidas com suplementos ou com pequenas modificações na alimentação ou no estilo de vida.

**OK. Então tenho de comer mais comida natural, evitar alimentos ultraprocessados e consumir bastantes frutas e outros vegetais. Não parece tão difícil. Mas devo comer muita ou pouca gordura? E carboidrato?**
Tanto faz.

**Como assim?**
Não é preciso se preocupar com isso. Uma das maiores distrações atuais no que diz respeito à alimentação é a contagem de calorias de determinados macronutrientes, mas nós podemos fazer o que quisermos. Isso é libertador.

**Ok, mas tem mais coisa aí, não?**
Tem. Podemos ter uma dieta com muito ou pouco carboidrato, com muita ou pouca gordura, mas há boas e más maneiras de fazer isso. Uma dieta com alto teor de gorduras pode ser constituída de bolos recheados e linguiças; ou então de nozes, abacate, azeite de oliva e salmão. Uma dieta com baixo teor de gorduras pode conter Coca-Cola e algodão-doce, que não têm gordura nenhuma; ou então frutas, legumes e verduras. O mesmo acontece com os carboidratos. A dieta estritamente vegetariana em geral tem alto teor de carboidratos; *junk food* também. O mais importante é ter em mente que qualquer dieta rica em frutas, legumes e verduras, leguminosas, frutas oleaginosas, sementes e cereais integrais, com pouca quantidade de todo o resto, é uma boa dieta. Sim, essa dieta pode ser gordurosa, desde que as gorduras sejam "boas".

Conforme discutiremos na página 153, é muito difícil fazer uma dieta com pouco carboidrato (*low carb*) e alimentar-se bem, pois todas as plantas comestíveis são ricas em carboidratos. No entanto, uma boa dieta com bastante gordura e a quantidade adequada de proteínas pode ser relativamente *low carb* e saudável. Ela ainda será baseada principalmente em plantas comestíveis, com óleos bons e proteínas oriundas das leguminosas. A frase em destaque nesta página é a chave. O mais importante é que a maior parte dos alimentos seja de origem vegetal, com apenas um pouco do resto.

> Qualquer dieta rica em frutas, legumes e verduras, leguminosas, frutas oleaginosas, sementes e cereais integrais, com pouca quantidade de todo o resto, é uma boa dieta.

**Na prática, que cara tem uma boa dieta?**
Ótima pergunta. Podemos acrescentar o seguinte ao que dissemos nas páginas anteriores: a dieta das populações mais longevas do planeta é rica em legumes, verduras, frutas, leguminosas, cereais integrais, frutas oleaginosas, sementes e gorduras boas como o azeite de oliva ou aquela

proveniente dos peixes; também contém pouca carne e laticínios, e nenhum alimento ultraprocessado, o que inclui os refrigerantes.

Uma boa dieta também é aquela que funciona para a população, ou seja, que funciona ao longo do tempo e pode ser feita por todas as famílias. Se quisermos dar um nome a essa dieta, podemos chamá-la de mediterrânea – ela é a mais conhecida –, mas há muitas variações, e todas são boas. Vamos citar Michael Pollan: "Coma comida de verdade, não muita, e basicamente de origem vegetal". Comida de verdade significa ingredientes naturais ou minimamente processados. Salgadinhos de milho e Coca-Cola, por exemplo, são tecnicamente de origem vegetal, mas não são comida.

**O que vocês querem dizer com "dieta que realmente funciona"?**
Que resulta em saúde, longevidade e vitalidade.

**Além da dieta mediterrânea, que outros exemplos vocês têm de alimentação que funciona para toda uma população?**
Alguns dos melhores exemplos vêm do que costumamos chamar de Zonas Azuis. Essas cinco populações, muito diversas, têm a maior quantidade de indivíduos centenários e sem doenças crônicas. Seus padrões alimentares variam de muita gordura a pouca gordura, de vegetariana estrita a onívora, mas todos são uma variação do mesmo conceito básico: ingredientes integrais, em sua maioria de origem vegetal, em combinações equilibradas, sensatas e tradicionais. Já estamos ficando repetitivos, mas isso é o essencial.

**O que as populações das Zonas Azuis estão fazendo certo?**
Como essas pessoas vivem muito, seu estilo de vida e seus padrões culturais foram estudados. Elas têm em comum o fato de até hoje viverem segundo suas tradições. Seja por prioridades culturais, seja pelo isolamento geográfico, elas se mantêm livres da influência do mundo moderno. São como "ilhas do passado", onde as pessoas comem como os seus avós comiam, e não como manda o autor de uma dieta da moda. Nessas localidades, todos os vizinhos se conhecem e ajudam uns aos outros. São elas: Ikaria, na Grécia; Sardenha, na Itália; Okinawa, no Japão; Loma Linda, nos Estados Unidos (uma comunidade adventista e, portanto,

vegetariana); e Nicoya, na Costa Rica. Talvez existam outras populações assim, ainda desconhecidas de nós. Também é possível que essas "ilhas" venham a ser inundadas por modernidades como a tecnologia e a *junk food* – e acabem sucumbindo sob as ondas da história.

**Por que a alimentação das Zonas Azuis é baseada em plantas comestíveis?**
Na verdade, os produtos vegetais eram a base de *todas* as dietas do mundo até o advento da produção em massa e da comida ultraprocessada.

**Comer alimentos integrais, basicamente de origem vegetal, parece uma recomendação razoável em comparação ao que eu imaginava como saudável: tomar apenas suco verde a semana inteira. Como essas regras são bem flexíveis, esclareça-me: o que diferencia cada uma dessas dietas?**
Idiossincrasias. Uma das idiossincrasias da dieta mediterrânea é que ela é rica em gorduras, ao passo que a alimentação tradicional em Okinawa é pobre em gorduras. Mas ambas seguem as regras descritas acima: muitas plantas comestíveis, boas gorduras, pouca ou nenhuma comida ultraprocessada etc.

**De onde vêm essas idiossincrasias?**
Da localização geográfica e da cultura. Da história e das tradições. Todas as boas dietas se baseiam no consumo de cereais. Porém, na Ásia esses cereais são arroz e painço; na América Central e na América do Sul, arroz, milho, quinoa e amaranto; no Mediterrâneo, trigo e cevada; na África, painço e tefe. Isso nos dá uma ideia da variedade, a qual, no entanto, parece não importar. Assim como parece não importar que a quinoa tenha mais proteínas do que o arroz.

Os cereais, as frutas, as leguminosas, os legumes e as verduras às quais as pessoas têm acesso variam dependendo da localização geográfica, mas eles têm mais semelhanças do que diferenças.

**Então os cereais integrais são outro indicador importante de uma dieta saudável?**
Os cereais integrais estão presentes nas melhores dietas do mundo, assim como as leguminosas, as frutas, as verduras e os legumes.

**Qual cereal devo comer? Há muitas opções, e eu quero ter certeza de escolher o mais saudável.**
Deixe essa preocupação de lado, nenhuma dessas idiossincrasias tem muita importância. É possível ter uma boa alimentação com cevada ou quinoa, com painço ou aveia. Os cereais, as frutas, as leguminosas, os legumes e as verduras às quais as pessoas têm acesso variam dependendo da localização geográfica, mas eles têm mais semelhanças do que diferenças.

**O importante é que a dieta seja baseada em plantas comestíveis?**
Sim. Essa é a parte inegociável. Não é necessário que a alimentação seja estritamente vegetariana, mas principalmente vegetariana. Devemos comer muitos legumes e verduras, muitas frutas e cereais, muitas leguminosas e frutas oleaginosas, além de muitas sementes. É isso o que têm em comum a dieta mediterrânea e a de Okinawa.

**O fato de a dieta mediterrânea e a de Okinawa funcionarem para aquelas populações significa que vão funcionar para mim?**
Bem, em saúde, nada é "garantido". No entanto, para a maioria das pessoas, e pela mais fundamental das razões, a resposta é sim: você é humano! Somos todos a mesma espécie animal. Observe que, quando falamos de outros animais, não pensamos muito em qual alimentação é melhor para cada indivíduo ou grupo; pensamos nos fundamentos que são bons para a espécie. As melhores dietas para os seres humanos oferecem aquilo que é bom para toda a espécie.

Então, sim: vão funcionar para você. Tanto a dieta mediterrânea quanto a de Okinawa passaram no teste de funcionamento no mundo real, em grandes populações, por períodos extensos de tempo. Novamente, nenhuma delas é uma "dieta" no sentido contemporâneo do termo, mas maneiras de se alimentar a longo prazo. Ou seja, são dietas na acepção tradicional da palavra.

Qualquer variante intimamente relacionada também vai funcionar. Agora, qual variante é melhor – no que diz respeito a gostos pessoais, conveniência e talvez até idiossincrasias –, só você poderá dizer. Atenha-se aos conceitos principais para não errar.

**Já houve tentativas de comercializar essas tradições alimentares como dietas para emagrecer e ficar saudável.**
É verdade. Porém, tenha em mente que populações que seguem essas dietas o fazem por toda a vida e provavelmente não precisam emagrecer. Nós inventamos dietas de emagrecimento porque... a indústria inventou alimentos que nos fazem engordar. (É a mais pura verdade: os engenheiros de alimento criam produtos que maximizam a ingestão de comida necessária para que nos sintamos satisfeitos; e fazem isso por uma razão simples: lucro.)

As dietas inventadas competem pelo mercado de beleza pelo qual somos obcecados. Porém, *as melhores dietas são estilos de vida tradicionais*. Pense num estilo de vida como o vegetarianismo estrito: é saudável, é bom para os outros animais e tem impacto mínimo no meio ambiente. Quando consideramos essas características, fica bem difícil argumentar contra uma alimentação vegetariana composta de comida de verdade, ou contra qualquer dieta parecida com essa.

**Devo personalizar a minha alimentação de acordo com meus genes?**
A nutrigenômica é uma espécie de nutrição personalizada, mas o mais recente estudo da Universidade Stanford descobriu que, apesar de terem sido desenvolvidas dietas hipoteticamente melhores para determinados códigos genéticos, o resultado de todas elas foi indistinguível. Seja quais forem os seus genes, a probabilidade de emagrecer com uma boa dieta com pouca gordura ou uma boa dieta com pouco carboidrato é a mesma.

**Qual é então um bom conceito de dieta personalizada?**
O conceito "Você está no comando". Personalize a sua alimentação em função de sua agenda, sua rotina e suas preferências gerais – atentando, é claro, para o predomínio das opções saudáveis. Agora você já sabe como a coisa toda é simples.

## EMAGRECIMENTO

**Existe peso ideal?**
Assim como acontece com a alimentação, é impressionante como conseguimos ficar confusos com algo tão óbvio. Não existe um peso ideal para ninguém, mas uma variação de peso considerada saudável.

**Por que óbvio?**
Suponha que estivéssemos falando de esquilos. O peso corporal deles muda um pouco com as estações: engordam quando podem e emagrecem quando não têm o suficiente para comer. Mas os esquilos têm o formato e o tamanho adequado para viver como esquilos.

**O que é que o peso dos esquilos tem a ver com os seres humanos?**
O mesmo raciocínio vale para todas as criaturas. Há uma variação de composição corporal relacionada às funções necessárias à sobrevivência.

**Que bom que o corpo dos esquilos lhes permite pular de galho em galho! Mas qual é a forma e o tamanho ideais do corpo humano?**
Antigamente, os seres humanos eram caçadores-coletores resistentes. É mais difícil atravessar centenas de quilômetros para coletar frutos e caçar se estivermos acima do peso. Assim, desde a Pré-História, existe uma variação de peso entre as pessoas. O melhor para o ser humano é ser magro, ou tão magro quanto possível. Isso nunca foi difícil durante a maior parte da nossa história; difícil era achar a quantidade extra de calorias necessárias para engordar. Assim, somos adaptados à magreza. No entanto, também somos adaptados a comer alimentos palatáveis sempre que os encontramos. Uma vez que atualmente poucas pessoas são caçadoras-coletoras e a maioria de nós vive em completa desconexão com as fontes naturais de alimento, não mais usamos o corpo como nossos ancestrais usavam, mas temos comida farta à nossa disposição. Essa combinação é a responsável por muitas doenças e pela eterna preocupação em controlar o peso.

Nosso corpo está calibrado para funcionar bem dentro de certa variação de peso; quando estamos fora dessa variação, ele começa a sofrer. Nós nos alinhamos aos argumentos em prol da saúde e nos opomos radicalmente à gordofobia – mas o fato é que o corpo humano se mantém saudável quando está próximo dos parâmetros para os quais está adaptado, e não quando se distancia deles. O peso é parte dessa história, e seu excesso conspira contra a saúde. Isso não justifica a gordofobia; trata-se apenas de um fato epidemiológico.

**Estar fora da variação de peso é estar com sobrepeso ou também abaixo do peso?**

Sim. Quando há muito pouca massa magra por causa de doenças ou de subnutrição, podemos acabar de fora dessa variação. Muita massa gorda ou pouca massa magra são condições que ameaçam a saúde. A primeira condição é mais comum, basicamente porque não há lucro em não vender comida. A indústria de alimentos quer que a gente coma o máximo possível.

**Quando estamos fora do peso normal, como nosso corpo reage?**
A privação de alimentos – e a perda de massa magra – afeta o crescimento e as funções de restauração do organismo, a fertilidade e a imunidade.

Porém, em nossa cultura o problema principal é o excesso de peso, em especial o excesso de gordura corporal. Essa condição produz uma série de desarranjos metabólicos, como alterações na liberação de insulina; mudanças no microbioma (saiba mais na página 184); alterações na expressão gênica (como os genes, e os "interruptores" dos cromossomos que regulam os genes, se expressam em níveis específicos de determinados compostos na corrente sanguínea); sobrecarga no coração e nas veias; desequilíbrio hormonal; atividade inflamatória aumentada; e aumento da pressão arterial. E essa é a lista enxuta.

**Por que as pessoas estocam o excesso de gordura em locais diferentes?**
Porque somos muito parecidos, mas também muito diferentes. Somos diferentes no sexo: os homens tendem a estocar gordura na barriga; as mulheres (em especial antes da menopausa), na extremidade inferior. Também somos diferentes na genética: algumas pessoas tendem a acumular o excesso de calorias aqui; outras, ali. Essas diferenças genéticas derivam, por sua vez, de adaptações realizadas ao longo de muitas gerações aos mais diversos ambientes, dietas e condições. Por exemplo, os genes que fazem a pessoa acumular gordura abdominal podem também estar associados a uma "eficiência energética" extrema, por isso eles existem entre aqueles cujos ancestrais tinham mais dificuldade para encontrar alimento. O local onde a gordura se acumula faz muita diferença no desencadeamento ou não de problemas metabólicos, e há dois padrões básicos: o formato maçã e o formato pera, ou androide e ginoide.

### Há alguma razão para que homens e mulheres acumulem peso em locais diferentes?

A razão principal são os hormônios sexuais. As razões de base – e isso vale para quase tudo na biologia – são a adaptação e a biologia evolutiva. É possível que as mulheres, particularmente as mulheres em idade fértil, tenham uma necessidade especial de acumular gordura de maneira segura.

### Por que as mulheres precisam armazenar gordura corporal?

A razão é óbvia: elas precisam ter a capacidade de alimentar duas pessoas, e não apenas uma. Se raciocinarmos em termos de adaptação, biologia evolutiva e sobrevivência com recursos alimentares limitados, veremos que as mulheres que armazenavam gordura tinham mais probabilidade de se reproduzir. Quando a gordura corporal da mulher cai abaixo de determinado limiar, é comum que ela deixe de menstruar. Isso é adaptação. Essencialmente, as mulheres não conseguem engravidar quando não têm reserva suficiente de energia. Por esse motivo, para elas, o nível saudável de gordura corporal é duas vezes maior do que o nível saudável para os homens.

### Porque seria perigoso engravidar sem reserva suficiente de energia.

Exatamente. Se a mulher mal tem energia bastante para si própria, não tem condições de sustentar uma vida a mais.

### Portanto, a fertilidade feminina está associada a quantidades adequadas de gordura corporal?

Sim. E isso sugere que as mulheres capazes de acumular gordura de maneira segura têm uma vantagem evolutiva. Essa é a razão pela qual as mulheres têm percentual de gordura mais alto que o dos homens, e também a razão pela qual elas têm mais dificuldade para emagrecer.

Quando as mulheres chegam à menopausa, a influência dos hormônios sexuais desaparece, e elas se tornam muito mais predispostas a acumular gordura abdominal. Na menopausa, o risco cardíaco aumenta por uma série de motivos, entre os quais, os efeitos da ausência de hormônios no ganho de peso e na distribuição da gordura.

### Eu não sabia que havia maneiras melhores e piores de engordar.

O padrão maçã/androide é como os homens tendem a ganhar peso: na barriga. Isso é ruim para o metabolismo. As mulheres tendem a ganhar peso no padrão pera/ginoide – no quadril, nas coxas, nas nádegas e nas pernas –, menos associado a doenças porque causa menos problemas metabólicos. A gordura armazenada na extremidade inferior não costuma aumentar o nível de lipídios nem a pressão arterial; não causa resistência à insulina; nem se infiltra em órgãos vitais como o fígado.

**Por que a gordura abdominal causa problemas metabólicos?**
A gordura que se acumula na barriga é rica em receptores adrenérgicos, que respondem aos hormônios do estresse. A interação entre os hormônios e essas células gordurosas aumenta a inflamação, e a inflamação está associada à aterosclerose, ao risco aumentado de diabetes e às doenças cardíacas.

Além disso, a gordura abdominal pode se infiltrar no fígado e prejudicar a função hepática, causando resistência à insulina. A resistência à insulina é uma condição na qual o nível de insulina sobe, o que acarreta mais depósitos de gordura abdominal – é um ciclo vicioso. A diferença nos padrões maçã e pera não é totalmente confiável no que diz respeito à prevalência entre os sexos, é claro; algumas mulheres tendem a engordar no padrão androide; e alguns homens, no padrão ginoide. E, como já dissemos, as mulheres se tornam mais vulneráveis aos infortúnios do ganho de peso na menopausa. No entanto, em geral esse padrão é bastante consistente. Como apenas as mulheres carregam o fardo de acumular "energia para dois", elas evoluíram de maneira a acumular um estoque extra de gordura sem que isso prejudique seu equilíbrio metabólico.

Vale observar também que as mesmas características que tornam a "gordura masculina" mais perigosa também a tornam mais fácil de desaparecer. Se um casal heterossexual fizer a mesma dieta de emagrecimento, o homem provavelmente vai perder peso mais depressa do que a mulher. Os receptores da gordura abdominal ajudam a mobilizá-la com mais prontidão quando há restrições calóricas.

**Portanto, o local onde a gordura se acumula é importante para a saúde.**
Muito importante. O peso ideal depende do sexo, da idade e do local em que a gordura é armazenada. Mulheres em idade fértil podem acumular

bastante gordura na extremidade inferior. Elas podem não gostar disso, mas essa gordura não lhes causará muitos problemas metabólicos.

**Ao contrário do que acontece com os homens de meia-idade que acumulam gordura abdominal.**
Nos quais até mesmo um excesso mínimo de gordura pode ser perigoso. De fato, há muitas populações em que o peso em si pode ser normal, mas uma quantidade pequena de gordura abdominal causa dificuldades metabólicas conhecidas como síndrome metabólica – condição que pode levar ao diabetes. Esse fenômeno é conhecido como obesidade magra, porque apenas um pouco de gordura a mais no local errado produz todas as consequências da obesidade grave sem que haja sobrepeso.

**Então podemos experimentar os efeitos adversos do sobrepeso mesmo estando no peso normal?**
Tecnicamente, nesse caso não estaríamos com sobrepeso, mas com "sobregordura". Algumas pessoas podem apresentar alterações significativas em seus marcadores biológicos – glicose, insulina, lipídios, marcadores de inflamação, pressão arterial – por causa de oscilações de peso da ordem de um ou dois quilos. Devido a fatores genéticos, alguns acumulam qualquer gordurinha extra nos lugares errados, particularmente ao redor de órgãos vitais, em especial o fígado, onde, como já dissemos na página 35, ela começa a interferir no processamento da insulina e leva a uma condição chamada de resistência à insulina, que desencadeia toda uma série de problemas metabólicos potencialmente perigosos. Quem engorda sem acumular gordura no fígado – caso de algumas pessoas – está menos sujeito a isso.

**Portanto, podemos dizer que a relação entre gordura corporal e saúde é bem mais complicada do que as dietas de emagrecimento nos fazem crer?**
Sem dúvida. Muito mais complicada. A gordura corporal é diversa. Em alguns casos, é fácil perdê-la; em outros, muito difícil.

**Existe alguma maneira de verificar se meu peso é saudável que não seja apenas o peso em si?**

Existe o índice de massa corporal (IMC) – o peso em quilogramas dividido pela altura em metros elevada ao quadrado. IMC superior a 25 indica sobrepeso e é fator de risco para doenças cardíacas e diabetes. IMC acima de 30 indica obesidade em estágio 1; IMC acima de 35 indica obesidade em estágio 2; IMC acima de 40 indica obesidade em estágio 3. Porém, como o IMC não tem relação com o lugar em que o peso está acumulado – nem se ele se deve aos músculos ou à gordura –, ele é mais útil para avaliar tendências populacionais, e não para aferir a saúde pessoal.

Por exemplo, pelo critério exclusivo do IMC, os fisiculturistas de elite seriam considerados obesos, muito embora a maior parte deles tenha pouquíssima gordura corporal; o IMC não diferencia gordura de músculo, mas é útil na avaliação de populações, pois sabemos que existe uma epidemia de obesidade, e não uma epidemia de fisiculturismo. Além disso, como a maior parte de nós é mais propensa a apresentar excesso de gordura em vez de excesso de músculos, o IMC pode ser bastante confiável para mostrar que é significativamente melhor estar abaixo de 25, substancialmente melhor estar abaixo de 30, e assim por diante. O IMC também é útil para registrar a tendência do peso corporal ao longo do tempo.

### Sendo assim, qual é o melhor indicador de saúde relacionado ao peso?

A circunferêcia abdominal! Para medir a sua saúde, basta uma fita métrica. Para evitar o risco de resistência à insulina, a circunferência abdominal deve ser inferior a 102 centímetros nos homens e 87 centímetros nas mulheres.

Mas lembre-se: quando o assunto é peso, não há um número universal. O que existe, com certeza, é uma composição corporal e uma variação de peso normal e saudável para o *Homo sapiens* – como para todas as criaturas – segundo o gênero, a etnia, a idade, e assim por diante.

> Fomos feitos muito mais para nos proteger contra a fome do que contra a obesidade.

Poderíamos simplesmente dizer: "Todos sabem quando estão acima do peso". As medidas são menos importantes do que uma autoavaliação honesta de onde estamos em relação a onde já estivemos, e de para onde o nosso peso parece ir. Em geral, as medidas formais apenas validam aquilo que já sabemos.

### Ao longo do tempo, a composição corporal muda com as oscilações de peso?

É importante lembrar que fomos feitos muito mais para nos proteger contra a fome do que contra a obesidade; nossos ancestrais pré-agricultura comiam tudo o que podiam, sempre que podiam, porque não sabiam quando iriam encontrar comida de novo. *Fomos programados para comer tudo o que pudermos.* Hoje isso já não é muito útil, pois a comida está em todos os lugares e foi processada para ser hiperpalatável e viciante. Ao longo do tempo, é provável que os ciclos de engordar e emagrecer façam o corpo tender para o peso mais alto.

### Mas por que isso acontece?

Há evidências de que ciclos repetidos de aumento e diminuição de peso tornam o emagrecimento cada vez mais difícil. Isso tem sentido em termos de adaptação evolutiva e pode ser parcialmente causado por mudanças na composição corporal (isto é, percentual aumentado de gordura corporal graças a esse processo), no microbioma e talvez na expressão gênica (veja página 33).

Eis uma razão: quando engordamos por comer demais, ganhamos gordura extra. As calorias adicionais se transformam em gordura.

Quando emagrecemos porque embarcamos em uma dieta de fome, perdemos gordura e músculo. É impossível passar fome e perder apenas gordura. As coisas não funcionam desse jeito, porque nosso corpo queima uma mistura de combustíveis.

Podemos preservar os músculos exercitando-os, o que leva o corpo a queimar a gordura. É por essa razão que apenas fazer dieta não é uma ideia muito boa; é melhor combinar a dieta com exercícios físicos.

### Emagrecer depressa é ruim? A dieta do *grapefruit*, o jejum, ou qualquer outra são ruins?

Se você fizer uma dessas dietas rápidas, vai perder gordura e músculos. Se sair da dieta e engordar de novo, a menos que malhe muito, vai recuperar a maior parte da gordura perdida. A cada ciclo desses, a composição corporal muda e o percentual de gordura aumenta, o que torna o metabolismo menos eficiente. Como a gordura gasta menos energia do que os músculos, você precisará de cada vez menos calorias para manter a gordura e de restrições calóricas cada vez mais severas para perdê-la. Em outras palavras: ui!

**Que péssima notícia! Como evitar essas oscilações de peso?**
A longo prazo, cuidar bem de si, comer direito e evitar o sedentarismo é muito melhor do que fazer dieta. Quem mantém um estilo de vida saudável não precisa de dieta para emagrecer.

**Esse é um bom argumento contra o efeito sanfona.**
Sem dúvida. Essa é a experiência da maior parte das pessoas – a cada vez se torna mais difícil emagrecer.

**Se vai ficar cada vez mais difícil emagrecer, o esforço vale a pena?**
Sofrer oscilações de peso pode ser melhor do que não perder peso nenhum. Além disso, qual é a alternativa? A melhor estratégia é fazer um ajuste estável no padrão alimentar e combiná-lo com atividade física, para exercitar os músculos, em vez de pensar: "Vou passar fome durante seis semanas e depois vou fazer o mesmo de novo, e de novo, e de novo".

Do ponto de vista da saúde, o peso ficará "melhor" seja qual for o ponto de partida. Se nos concentrarmos apenas em emagrecer, porém, além de não melhorarmos a saúde, poderemos acabar prejudicando-a.

**Qual é o real prejuízo do sobrepeso?**
O diabetes tipo 2, que é quase inteiramente associado ao excesso de gordura corporal. A maioria dos portadores de diabetes tipo 2 desenvolve a doença por causa do sobrepeso ou da obesidade, quando o fígado, os músculos esqueléticos e os órgãos vitais são infiltrados pela gordura. A gordura no fígado (chamada também de esteatose hepática) interfere no metabolismo da insulina, tornando-o relativamente resistente a ela.

**Por que a insulina é tão importante? Como ela age no organismo?**
Vamos fazer uma analogia. Pense na glicose que circula no sangue como alguém que está tentando passar por uma porta. Nesse caso, a porta é um receptor que leva a uma célula. A insulina é o porteiro que abre a porta. Basicamente, a insulina interage com o receptor: ela abre a porta para a glicose entrar na célula. Quando existe resistência à insulina, a porta permanece fechada e a glicose não entra na célula.

Por um lado, isso significa que o pâncreas tem de liberar duas vezes mais insulina, pois é importante que a glicose entre na célula – nosso organismo precisa dela. Por outro, a insulina tem outras funções: ela é também um hormônio de crescimento que transforma em gordura corporal as calorias em excesso.

Por fim, a necessidade de produzir mais insulina sobrecarrega o organismo; em algum momento, o pâncreas simplesmente deixa de funcionar.

O pior de tudo é que essa degeneração em cadeia se retroalimenta: o excesso de gordura abdominal causa resistência insulínica. Por causa da resistência insulínica, o pânceras precisa produzir mais insulina. A insulina extra resulta em mais acúmulo de gordura abdominal. Isso piora a resistência insulínica e aumenta ainda mais os níveis de insulina no sangue. E o ciclo vicioso prossegue até a exaustão do pâncreas. O diabetes se instala.

### O pâncreas consegue se recuperar?
No curto prazo, sim; entretanto, com o tempo o diabetes tende a permanecer. Depois de cinco anos com diabetes tipo 2 torna-se muito difícil revertê-lo. Nesses primeiros anos, o pâncreas consegue se recuperar se o paciente emagrecer, pois assim o fígado se livra da gordura acumulada nele, o que melhora a sensibilidade dos receptores de insulina nas células.

### Por que existe uma epidemia de obesidade em alguns países?
Porque eles têm um ambiente obesogênico. Tudo é produzido e vendido com o objetivo de fazer as pessoas comerem em excesso – e comida ruim! (O estresse e a privação de sono também desempenham um papel nesse cenário.) Nesse ambiente, o mais provável é que todo mundo engorde. As pessoas são estimuladas a engordar.

### E a responsabilidade individual?
Não se pode culpar a vítima. É claro que todos somos responsáveis pelo que decidimos levar à boca, mas, pelo amor de Deus! E a responsabilidade coletiva? As escolhas que cada um de nós faz estão sempre subordinadas às opções disponíveis. Além disso, há uma cadeia de abastecimento projetada para maximizar a ingestão de alimentos em prol do lucro das corporações.

A responsabilidade pessoal não é uma licença para políticas públicas irresponsáveis. A responsabilidade pessoal e a coletiva não são mutuamente excludentes. Mesmo quem ensina os filhos a nadar ainda conta com os avisos de perigo nas praias, certo? Ainda espera que o salva-vidas faça seu trabalho, correto?

Quando as opções alimentares são ruins, é difícil fazer uma boa escolha. De certa maneira, perdemos um pouco de tempo confundindo o risco de desenvolver doenças crônicas com o valor do indivíduo. Mas isso está mudando: já existe um movimento para que se acolham todas as pessoas sem julgamento de valor, independentemente do seu peso. Nós vivemos numa cultura altamente obesogênica, na qual existe pouco incentivo para a boa alimentação que defendemos neste livro.

**Ainda assim, a obesidade é problemática, e a incidência de diabetes está fora de controle.**
É verdade, mas culpar as pessoas com sobrepeso e os diabéticos é um erro. Balanças e testes de glicose não medem o caráter e o valor de ninguém. É preciso separar a doença da ideia de "responsabilidade pessoal". Temos de ser capazes de enfrentar a ameaça sanitária representada pela obesidade sem culpar as vítimas. Fazendo uma analogia, quando os combustíveis fósseis poluem o ar ou provocam alterações climáticas, estimulamos a população a pegar carona ou usar o transporte público, mas continua sendo importante que a sociedade busque novas formas de energia.

**Digamos que eu precise emagrecer. O que posso fazer com a comida?**
Alimentos com muita gordura e açúcar contribuem para o excesso de peso. Você sabe quais são. *Junk food. Pizza.* Sorvete. Refrigerante. Doces. Você não precisa que lhe digamos isso.

**Então, depois de eliminar esses alimentos, o que devo comer para conseguir emagrecer?**
Coma muitas frutas, verduras, legumes, cereais integrais, leguminosas, frutas oleaginosas e sementes. A maior parte desses alimentos satisfaz e tem poucas calorias. Os que têm alto valor calórico, como as frutas oleaginosas e as sementes, são também ricos em nutrientes com incrível poder de saciedade em seu estado natural. Quando tiver sede, beba água sem gás. Pode não ser fácil, mas é bem simples.

Alimentos minimamente processados, próximos de seu estado natural, têm melhor relação caloria-saciedade, sejam eles ricos em gorduras ou ricos em carboidratos. Alimentos com muitas fibras – leguminosas, cereais integrais – são ótimos para proporcionar saciedade. A aveia, por exemplo, tem alta concentração de fibras e, como dizem, muita sustança.

**Mas as frutas oleaginosas têm alto teor de gorduras e são muito calóricas. Não é melhor evitá-las se eu quiser emagrecer?**
Não mesmo. Embora sejam ricas em gorduras, as frutas oleaginosas são muito nutritivas e satisfazem. É claro que deve haver limites, como com todos os alimentos. E lembre-se de que importa MUITO o que fazemos com os alimentos. Temos a propensão de comer amêndoas cruas até ficarmos cheios; tudo bem. Temos a propensão de comer amêndoas assadas com mel – assadas, salgadas, açucaradas – até o nosso braço se cansar de levá-las à boca; já não está tudo bem.

**Sei que não devo ingerir muitas calorias, mas, afinal, o que é caloria?**
Caloria é a energia necessária para aumentar em 1 °C a temperatura de 1 cm³ de água ao nível do mar. Quilocaloria é a energia necessária para fazer o mesmo com 1 litro de água. No que diz respeito à comida, a quilocaloria é a medida da energia que o alimento fornece. (Os rótulos dos alimentos costumam usar a palavra "caloria" no lugar de "quilocaloria".)

**As calorias contam?**
É claro que sim. A quantidade de energia que colocamos no nosso corpo determina muitas de nossas funções. Sem calorias suficientes, morreremos. As calorias em excesso são armazenadas para uso futuro, o que significa que engordamos. Se restringimos a ingestão calórica, emagrecemos, com pouquíssimas exceções.

**Mas todas as calorias são iguais?**
A quantidade de energia contida em uma caloria qualquer é sempre igual, mas nosso organismo responde de maneiras diferentes a cada alimento, ainda que eles contenham o mesmo valor calórico. Trata-se de um erro achar que ingerir calorias demais é a *única* razão para engordar, e é um

erro imaginar que todos os alimentos são iguais porque as calorias são as mesmas. As calorias de um colher de arroz não são as mesmas das de uma colher de arroz-doce.

Pense na analogia da gasolina do carro: a quantidade de gasolina que colocamos no carro importa – ele não vai andar se o tanque estiver vazio. Mas obviamente também importa se a gasolina é boa ou se está diluída em água. Da mesma maneira, não devemos pensar que todas as calorias são iguais, porque não são.

### Quantas calorias devo ingerir?

As informações nutricionais nos rótulos das embalagens são baseadas numa dieta de 2.000 calorias diárias, mas esse valor não necessariamente reflete a nossa alimentação. Essa tabela é apenas uma referência, na qual as unidades de medida de todos os alimentos estão relacionadas a algum padrão. O número não é arbitrário: em medicina, o protótipo anatômico (para o bem e para o mal) é o homem de 70 quilos. (Essa pessoa existe entre nós, mas não em grande quantidade.) As 2.000 calorias representam aproximadamente a quantidade de energia necessária para manter o peso de 70 quilos de um adulto do sexo masculino, dada uma taxa metabólica média e um nível de atividade física leve.

A quantidade de calorias ingerida é relevante para determinar o que devemos comer, mas há maneiras melhores de emagrecer do que contá--las. Já dissemos aqui: o objetivo é uma dieta equilibrada, com alimentos naturais de alta qualidade. Como os ingredientes de origem vegetal têm muitas fibras e gorduras saudáveis, e portanto saciam mais, o consumo de calorias cai naturalmente quando aderimos a esse tipo de alimentação.

# DIETAS ESPECÍFICAS

## DIETA MEDITERRÂNEA

**Na página 28, vocês falaram sobre a dieta mediterrânea. Já ouvi dizer que essa é a melhor dieta do mundo.**
A dieta mediterrânea não é uma dieta da moda, mas um estilo de vida tradicional. Não é um conjunto de regras restritivas do tipo: "Coma laranja todas as manhãs e bife todas as noites". E esse estilo de vida significa comer de maneira saudável. Isso torna a dieta mediterrânea candidata a "melhor". Mas ela não está sozinha.

**Então, tecnicamente, a dieta mediterrânea não é uma dieta?**
Não é. Na verdade, é isso o que a distingue de outras dietas. Nós torcemos um pouco as coisas porque é assim que gostamos de falar sobre comida, mas isso é um erro. Nosso objetivo deve ser um padrão alimentar que possa ser adotado por toda a vida e compartilhado com os integrantes da nossa casa e da nossa comunidade. O conceito atual e distorcido da palavra "dieta" é o de algo que começamos e paramos, e não uma maneira de viver.

**Pode parecer uma pergunta estúpida, mas a dieta mediterrânea é inspirada na alimentação dos povos do mediterrâneo?**

Ela é a representação genérica de elementos-chave que compõem o padrão alimentar dessas populações. Há diversas variantes: ela pode ser bem diferente no norte da África, no Oriente Médio, na Itália ou na Espanha.

No entanto, os especialistas destacaram os principais aspectos em comum de cada uma delas e definiram a dieta mediterrânea como um padrão alimentar com muitas frutas, legumes e verduras; cereais integrais; frutas oleaginosas e sementes; leguminosas e uma abundância de gorduras boas para o coração, que vêm principalmente das azeitonas, mas também do abacate, das frutas oleaginosas, das sementes e, em menor extensão, dos peixes e dos frutos do mar.

**Por que os povos mediterrâneos comem do jeito que comem? Para serem saudáveis?**

Como se trata de um padrão cultural passado de geração em geração, ele não foi escolhido porque é saudável: as pessoas acabam comendo os ingredientes cultivados pela agricultura local. Talvez possamos dizer que os padrões alimentares tradicionais são saudáveis, ou que os padrões alimentares que *não são* saudáveis não duram o suficiente para se tornarem tradicionais. (Você acha que daqui a cem anos alguém vai estar comendo a atual dieta norte-americana ou a ocidental padrão? Nós achamos que não.)

> Talvez possamos dizer que os padrões alimentares tradicionais são saudáveis, ou que os padrões alimentares que não são saudáveis não duram o suficiente para se tornarem tradicionais.

Seja como for, nesta altura as populações do Mediterrâneo comem do jeito que comem porque sempre o fizeram – cada geração aprende o que comer e do que gostar com a geração anterior. Eles não adotam essa dieta para emagrecer, mas com objetivos maiores e de longo prazo. Acontece que hoje todos sabem que essa dieta é sustentável, palatável, e que afeta as pessoas de maneira positiva ao longo da vida. Portanto, ela não é apenas "como as coisas são feitas aqui", mas algo que o mundo inteiro considera bom.

Infelizmente, os norte-americanos exportaram com eficiência a *junk food* e a *fast food*, o que mudou a maneira de as pessoas comerem em todo o planeta – inclusive no Mediterrâneo.

**A não dieta (ou maneira de comer) mediterrânea, ou seja lá como se chame, é muito semelhante às orientações gerais que vocês deram no começo do livro. Há alguma diferença?**
O que diferencia a dieta mediterrânea de outras dietas baseadas em plantas comestíveis é o fato de ela ser rica em gorduras, em especial por causa do azeite de oliva extra virgem.

**Isso remete à questão: as gorduras são boas?**
Sim. Conforme vamos falar mais a partir da página 158, algumas gorduras são muito melhores do que outras. Mas o que realmente temos de fazer é parar de classificar os macronutrientes como "bons" ou "ruins". O equilíbrio é bom, o desequilíbrio é ruim, e os alimentos que nos colocam na direção do equilíbrio são bons. Algumas gorduras poli- e monoinsaturadas cumprem esse papel, e o azeite de oliva extra virgem nos fornece ambas.

Ele também é rico em antioxidantes potentes que proporcionam benefícios únicos para a nossa saúde (veja página 135).

**A *fast food* está prejudicando a saúde da população em geral? Imagino que um Big Mac por semana em meio a uma dieta mediterrânea não faça muito mal.**
Há informações de que os países mediterrâneos estão começando a sucumbir à obesidade e às doenças crônicas. Não se trata de comer um hambúrguer por semana. Enquanto transformamos o padrão alimentar deles em dieta de emagrecimento, exportamos para o mundo a típica *junk food* norte-americana.

**Então os norte-americanos exportam pressão alta e *fast food*, enquanto a dieta mediterrânea tradicional exporta longevidade e azeite de oliva extra virgem?**
Esse é um bom resumo.

**Além dos estudos observacionais, foi feito algum ensaio clínico sobre a dieta mediterrânea?**
Já foram realizados grandes ensaios clínicos randomizados, estudos mecânicos do azeite de oliva extra virgem e seus compostos

antioxidantes – e muito mais. Existe um ensaio clínico randomizado em andamento chamado PREDIMED. Antes dele, o Lyon Diet Heart Study mostrou que a dieta mediterrânea pode reduzir drasticamente os índices de infarto em comparação às dietas tradicionais do norte da Europa. Há também uma pesquisadora grega de Atenas, Antonia Trichopoulou, que é a "madrinha" do entendimento atual sobre a dieta mediterrânea. Foi ela quem estudou esse padrão alimentar por mais tempo e com mais profundidade e, alguns anos atrás, escreveu o artigo "Anatomy of Health Effects of Mediterranean Diet" [Anatomia dos efeitos da dieta mediterrânea na saúde].

**E?**
Ela identificou componentes-chave da dieta: uma abundância de leguminosas como fonte principal de proteínas; porções diárias de frutas, legumes e verduras, cereais integrais e uma significativa ingestão de gorduras, que vinham do azeite de oliva e também do abacate, de frutas oleaginosas e de sementes. Segundo a pesquisadora, a dieta contém pouca quantidade de carne, porções limitadas de laticínios e um pouco de vinho. Dependendo do lugar, consomem-se também peixes e frutos do mar.

**Se eu salpicar a batata frita com azeite de oliva, estarei sendo "mediterrâneo"?**
De jeito nenhum! O que define a dieta é o padrão geral dos alimentos e sua proporção. Não basta acrescentar um único ingrediente ou retirar algum. Na verdade, existe um sistema científico de pontos que avalia a aderência ao verdadeiro espírito da dieta mediterrânea. (Se quiser dar uma olhada, procure na internet por "The Reliability of the Mediterranean Diet Quality Index (KIDMED) Questionnaire" [A confiabilidade do índice de qualidade da dieta mediterrânea].) Mas você não precisa pesquisar tanto para saber se a sua alimentação está seguindo o padrão mediterrâneo ou se você está apenas comendo o de sempre com um pouco de azeite. As duas coisas não são iguais!

**Mas como é esse sistema de pontuação?**
Se a sua alimentação tem ingredientes típicos da dieta mediterrânea, você ganha pontos. Se você exclui esses ingredientes ou inclui alimentos não

integrais, perde pontos. Assim, você ganha pontos ao comer triguilho, grão-de-bico e salmão, mas perde pontos se comer batata frita – ainda que salpicada com azeite de oliva.

**Parece útil.**
Um sistema de pontos é como a rodinha extra das bicicletas, ajuda a aprender. Isso tem sentido quando vemos que o mais famoso sistema de emagrecimento dos Estados Unidos é o dos Vigilantes do Peso. Também tem sentido quando levamos em conta o atual padrão alimentar descuidado daquele país.

**Que padrão é esse?**
O padrão "veja e coma". Veja a comida e coma-a. O que for, quando for, como for, a quantidade que for. Quando tentamos resistir e adotar o padrão alimentar de uma cultura diferente, como a dieta mediterrânea, defini-lo com um pouco mais de precisão é importante ao menos no início.

Ao perceber que somos capazes de prosseguir sozinhos, podemos eliminar a rodinha extra e viver com mais liberdade. O sistema de pontos é um bom começo para quem diz: "Quero adotar a dieta mediterrânea, entendê-la e ver os benefícios".

## VEGETARIANISMO E FLEXITARIANISMO

**Devo virar vegetariano?**
Para começar, o vegetarianismo, assim como o estilo de vida mediterrâneo, foi repaginado para consumo popular como uma "dieta". Mas o vegetarianismo estrito, o ovolactovegetarianismo e o flexitarianismo – uma variação menos drástica, mais convencional e igualmente sólida, ao menos do ponto de vista da saúde – revelam que todas essas dietas têm em comum o fato de serem baseadas em plantas comestíveis minimamente processadas. O flexitarianismo é uma variação da dieta mediterrânea, e vice-versa, assim como diversas outras variações do conceito de se alimentar em prol da saúde.

**Quem mais tem um estilo de vida vegetariano além dos recém-convertidos?**

Há em todo o mundo grandes populações vegetarianas ou quase vegetarianas. Um imenso número de indianos é vegetariano estrito, quando não predominantemente vegetariano. Os adventistas do sétimo dia também são ovolactovegetarianos ou vegetarianos estritos a maior parte do tempo. E, naturalmente, há quem seja vegetariano por necessidade, porque não tem acesso a produtos de origem animal.

O importante não é ser vegetariano estrito, mas que haja na alimentação a predominância de ingredientes vegetais. Do ponto de vista da saúde pessoal, uma dieta apenas 90 por cento vegetariana é tão boa ou talvez até melhor do que uma dieta inteiramente vegetariana. A maior parte das pessoas que se torna vegetariana o faz em respeito aos animais, e não por causa da saúde. Atualmente, muitas adotam o vegetarianismo também por causa da pegada de carbono imposta pela criação de animais para o abate, astronomicamente mais alta do que a do cultivo de plantas comestíveis.

> O importante não é ser vegetariano estrito, mas que haja na alimentação a predominância de ingredientes vegetais.

**Pois é. Definitivamente, há outras motivações para as pessoas se tornarem vegetarianas além da circunferência abdominal.**
A maioria das pessoas que adota o vegetarianismo estrito está pensando para além do próprio umbigo. Não se trata apenas de "Isto é bom pra mim". A alimentação vegetariana lhes faz bem, mas elas também estão preocupadas com outras duas questões importantes: ética e meio ambiente.

**Não há dúvida de que uma dieta que não envolva matar ou machucar os animais é mais bondosa e gentil com as criaturas. E quanto ao impacto ambiental?**
A produção de alimentos de origem animal é muito menos eficiente do que a de produtos de origem vegetal. A perda de energia é constante da base até o topo da cadeia alimentar. Portanto, o impacto ambiental da produção de alimentos seria reduzido se os habitantes dos países desenvolvidos comessem menos carne e laticínios.

Ainda não está claro qual é o equilíbrio ideal entre alimentos de origem animal e vegetal para oferecer a bilhões de pessoas uma alimentação nutritiva e com baixo impacto no meio ambiente. Em outras palavras, sabemos em que direção devemos ir, mas não sabemos exatamente o que o futuro nos reserva.

**Se a energia é perdida à medida que se sobe na cadeia alimentar, isso significa que os vegetais são os alimentos mais calóricos?**
São os mais eficientes do ponto de vista energético, não os mais calóricos. A energia vem do sol: as plantas convertem a luz solar em energia e a armazenam; não de maneira perfeita, mas com grande eficiência. Os animais herbívoros convertem a energia das plantas em energia própria – novamente de maneira imperfeita. E os animais carnívoros repetem o processo. É assim que se perde energia a cada elo da cadeia.

A maneira mais eficiente de ter acesso à energia do sol é comer as plantas que a armazenam, e não os animais que comem as plantas. Ao alimentar animais para que nos forneçam sua carne para consumo, perdemos boa parte da energia intrínseca às plantas.

Discute-se muito sobre sustentabilidade e o melhor sistema de produção de alimentos – se deveríamos ou não consumir produtos de origem animal, e em qual quantidade –, mas já está claro que as dietas baseadas em plantas comestíveis proporcionam benefícios significativos para o meio ambiente.

**Podemos dizer então que a melhor dieta para o meio ambiente é o vegetarianismo estrito?**
Para o indivíduo, sim. O planeta consome carne e laticínios em excesso, e a cada vez que alguém deixa de comê-los ajuda a equilibrar melhor as coisas. É difícil afirmar que o uso dos recursos seria mais eficiente se toda a população do mundo se tornasse estritamente vegetariana. Há muita polêmica em torno dessa questão, e ninguém tem a resposta definitiva.

No entanto, a direção a ser seguida – mais plantas comestíveis, menos produtos de origem animal – é clara e incontroversa. No Ocidente, o padrão alimentar predominante é o consumo de carne; por isso, mudar para um padrão próximo ao do vegetarianismo estrito seria bom para a saúde também. Para a maioria das pessoas, essa mudança provavelmente significaria apenas acrescentar à dieta uma boa quantidade de plantas comestíveis; pode-se chamar a isso de flexitarianismo ou apenas de onivorismo substancialmente vegetariano, como queira.

Reforçando: consumir apenas plantas comestíveis (ou quase isso, fazendo dos produtos de origem animal uma guarnição ou uma guloseima, e não o prato principal) é o padrão alimentar mais realista, benéfico, justo e sustentável para a maioria das pessoas e para o planeta. Por coincidência, esse padrão não é muito diferente da dieta mediterrânea.

**Mas "vegetariano" não significa necessariamente "saudável", certo?**
A classificação "vegetariana estrita" pode ser aplicada a dietas que, na prática, são muito diferentes. Uma dieta restrita a fubá é vegetariana estrita. Uma dieta de Coca-Cola e algodão-doce também.

Porém, a dieta vegetariana estrita pode ser de alta qualidade, e alguns argumentam que ela é a melhor para a saúde. Trata-se de uma afirmação controversa, mas certamente uma boa dieta vegetariana está entre os concorrentes. Quando não é uma escolha, a alimentação estritamente vegetariana pode significar fome e má nutrição; quando é uma escolha, pode ser boa ou má. Há uma distinção importante a fazer: é um privilégio poder experimentar diversas maneiras de comer, e a opção pelo vegetarianismo em geral se dá por três fatores combinados: o meio ambiente, a ética em relação aos animais e a saúde.

**O vegetarianismo estrito não causa deficiência de proteínas?**
Não, não, e não. Esse é um mito. Uma alimentação vegetariana equilibrada fornece todos os aminoácidos essenciais e proteínas suficientes até mesmo para quem é atleta. A deficiência de proteínas acontece se a dieta for desequilibrada, não por ser vegetariana (saiba mais na página 150).

**Quem é vegetariano estrito precisa se preocupar com a quantidade de açúcar e gordura que consome?**
O vegetarianismo em si não diz nada sobre o consumo de açúcar e gorduras. Conforme já dissemos, há dietas vegetarianas péssimas; o fato de uma comida ser vegetariana não significa que ela seja saudável. Já a dieta mediterrânea é garantia de comer bem.

Acontece que o vegetarianismo se define pelo que exclui (produtos de origem animal), ao passo que a dieta mediterrânea se define pelos produtos que inclui. A resposta "vegetariana" a essa questão é o termo "dieta natural baseada em plantas comestíveis", uma denominação cada vez mais comum que enfatiza o que ela inclui, especialmente legumes e verduras, frutas, leguminosas, frutas oleaginosas, sementes e cereais (e não Coca-Cola e algodão-doce). Observe também que o que priorizamos neste livro é semelhante ao que é priorizado na dieta mediterrânea. O que diferencia a alimentação estritamente vegetariana é que ela é *exclusivamente* baseada em plantas comestíveis, ao passo que todas as outras dietas verdadeiramente saudáveis são *predominantemente* baseadas em plantas comestíveis.

**As plantas comestíveis fornecem todos os nutrientes e todas as proteínas de que preciso?**
Não é apenas a dieta vegetariana estrita que não fornece todos os nutrientes de que você necessita. A deficiência de zinco é um problema mundial. Quase todas as pessoas que trabalham em ambiente fechado – e vestidas – têm carência de vitamina D. Isso posto, o vegetarianismo estrito tende a resultar em baixos níveis da gordura de cadeia longa ômega-3 (também chamado de óleo de peixe, embora existam fontes vegetais) e de vitamina $B_{12}$. No que diz respeito aos micronutrientes, portanto, a dieta flexitariana pode ser melhor, pois alguns deles são mais disponíveis em fontes de origem animal. (Muito embora também haja uma fonte vegetal de vitamina $B_{12}$, a levedura nutricional, encontrada às vezes pelo nome em inglês: *nutritional yeast*.) Porém, mesmo que um vegetariano estrito tenha de suplementar a $B_{12}$, qual o problema? A dieta norte-americana típica, exportada para todo o mundo, também é deficiente em determinados nutrientes; seus adeptos provavelmente precisam suplementar ômega-3 e vitamina D.

**É melhor ser um vegetariano que consome muita ou pouca gordura?**
Tanto faz, desde que a gordura venha de fontes saudáveis e esteja equilibrada – a dieta vegetariana estrita costuma ter ômega-6 em excesso (veja página 132). Mas há duas escolas de pensamento. A primeira destaca que tudo fica bem quando nos alimentamos basicamente de boas plantas comestíveis e quando a gordura vem de abacates, frutas oleaginosas, sementes e azeite de oliva extra virgem. Nós seguimos essa escola.

### E a outra escola?
É muito cautelosa com a gordura. Seus adeptos acreditam fervorosamente que qualquer gordura adicionada à comida, inclusive o azeite de oliva, é tóxica. (Falamos mais sobre o assunto na página 137.) Nosso conselho é reconhecer que a defesa da versão com pouca gordura (*low fat*) da dieta baseada em plantas comestíveis vem de uma combinação de epidemiologia (ramo da ciência que estuda a propagação de doenças) e ideologia. Se você quiser basear suas escolhas apenas na epidemiologia, há opções. No nosso ponto de vista, o que importa não é a disputa pouca gordura *versus* muita gordura, mas que a alimentação seja saudável, equilibrada e predominantemente constituída de vegetais. Tanto a dieta mediterrânea quanto a dieta à base de plantas comestíveis são saudáveis e equilibradas.

### De onde vêm as evidências a favor de uma alimentação vegetariana estrita *low fat*?
Principalmente do dr. Dean Ornish, médico e especialista em medicina preventiva (e amigo de nós dois), que logo no início da carreia realizou um estudo que submetia pacientes com doença coronariana avançada a uma dieta vegetariana estrita. Depois de alguns meses, exames de angiografia coronária mostraram redução das placas de gordura. Em outras palavras, a dieta com baixíssimo teor de gorduras revertia a doença cardíaca.

### Parece legítimo.
Parece e é. Um estudo posterior realizado com o mesmo grupo mostrou que a intervenção havia, de fato, reduzido os índices de infarto ao longo do tempo. Um ensaio observacional feito pelo dr. Caldwell Esselstyn, da Cleveland Clinic, chegou a conclusões semelhantes.

Mas as únicas evidências diretas de que a dieta vegetariana estrita *low fat* reduz e elimina as placas de gordura nas artérias estão circunscritas a esses dois estudos, o que não prova que as outras dietas não alcancem o mesmo resultado. As outras dietas simplesmente não foram estudadas dessa maneira, o que nos leva a uma regra geral importante: a falta de evidências de que algo funciona (ou seja, não foi estudado) NÃO EQUIVALE a evidências de que algo não funciona (ou seja, foi estudado e provou-se que não funciona).

**Como assim?!**
A dieta mediterrânea também reduz as placas de gordura nas artérias? Provavelmente. No entanto, não foram realizadas séries de angiografias nos grandes ensaios clínicos sobre a dieta mediterrânea. O que fizeram foi investigar o número de infartos e óbitos e comprovar que eram menores. Do nosso ponto de vista, acompanhar populações ao longo dos anos para verificar quantas pessoas tiveram ou não tiveram infartos e derrames, e quantas morreram prematuramente, é mais importante do que determinar o estado das artérias coronarianas.

Nós nos importamos com as placas de gordura nas artérias porque elas indicam risco de doença cardíaca. Portanto, se sabemos a resposta da pergunta mais importante (esta dieta previne a ocorrência de infarto?), a pergunta secundária (esta dieta reduz as placas de gordura nas artérias?) não tem importância. É por esse motivo que, em nossa opinião, desde que o padrão alimentar esteja correto, não importa se ele tem muita ou pouca gordura. Já se comprovou que os dois caminhos podem aumentar a expectativa de vida.

**E é isso o que importa então?**
E não é? Se a pressão arterial, o colesterol, a calcificação das artérias ou qualquer outro indicador de saúde não indicaram nada sobre a nossa expectativa de vida ou nossa vitalidade, porque nos importar com eles? Para os autores deste livro, o importante são os indicadores que mostram longevidade, qualidade de vida e boa saúde. A razão pela qual nos preocupamos quando uma ressonância magnética ou uma angiografia revelam artérias em mau estado é o fato de esses resultados indicarem risco de doença cardíaca ou morte prematura.

**Digamos que eu seja vegetariano estrito por questões de saúde. Passar a comer peixe me traria algum benefício?**
Não temos evidências suficientes para dar uma resposta definitiva a essa pergunta. Sabemos que, de modo geral, comer peixe "é bom", mas inevitavelmente essa comparação é feita em relação às dietas contemporâneas convencionais que incluem ou não o peixe. Nesse contexto, o peixe quase sempre substitui a carne, e isso é definitivamente bom. Não há nenhum estudo que compare uma dieta vegetariana equilibrada com uma dieta pescetariana. Seria interessante comparar uma excelente dieta

vegetariana e uma ótima dieta pescetariana e verificar se as substituições seriam entre peixe e lentilhas, ou entre peixe e feijão. No momento, tudo o que sabemos com certeza é que comer peixe é bom para as pessoas que fazem dele o substituto para salame, cachoro-quente e carnes em geral.

**Como é o semivegetarianismo?**
Essa é outra designação para flexitarianismo.

**O que é o flexitarianismo?**
Quando bem-feita, a dieta flexitariana também é baseada numa grande variedade de plantas comestíveis muito nutritivas, mas há espaço para pequenas quantidades de laticínios, ovos, carne vermelha, frango, peixe e frutos do mar. Na verdade, trata-se de outra denominação do semivegetarianismo (ou vice-versa).

**E o que significa ser ovolactovegetariano?**
Coisas diferentes, dependendo da pessoa. Os ovolactovegetarianos não comem nenhuma carne, mas comem ovos e laticínios. Alguns comem ovos, mas não laticínios; outros fazem o contrário. Se a pessoa acrescentar um pouco de peixe, passa a ser chamada de pescetariana; se incluir um pouco de frango ou carne vermelha de vez em quando, flexitariana. Todos esses padrões alimentares são variações de uma dieta baseada em plantas comestíveis.

**A linha que separa as várias dietas baseadas em plantas comestíveis é muito tênue.**
É tênue porque todas são opções saudáveis. Quem deseja adotar um sistema alimentar baseado em plantas comestíveis não precisa mudar muito para se ver no contexto de uma dieta mediterrânea, do flexitarianismo, do pescetarianismo ou da dieta DASH.

## JEJUM INTERMITENTE

**Tenho ouvido falar muito no jejum intermitente. Como funciona?**
A versão mais popular manda comer durante cinco dias e jejuar dois, de modo que a ingestão calórica durante a semana seja menor. Para muitas pessoas, esse é o objetivo do jejum intermitente.

### É seguro passar 24 horas sem comer nada?

Depende. Para pessoas saudáveis, sem problemas metabólicos graves, a resposta é provavelmente sim. Na verdade, se lembrarmos os nossos ancestrais da Idade da Pedra, é possível que estejamos bem adaptados ao jejum intermitente.

### Os seres humanos não foram geneticamente projetados para fazer três refeições por dia?

Não. Na Idade da Pedra, as pessoas comiam o que encontravam pela frente, quando encontravam. Às vezes, não encontravam nada. Temos boas razões para acreditar que o jejum intermitente (e a fome) são inerentes à condição humana. De fato, estamos bem adaptados a períodos de jejum.

### O argumento evolutivo parece discutível. Nosso estilo de vida não mudou significativamente desde a Idade da Pedra?

As mudanças modernas não tornam o argumento evolutivo discutível. As circunstâncias podem mudar rapidamente, mas as alterações inscritas no nosso DNA devido a adaptações evolutivas acontecem muito mais devagar. Nossos genes ainda carregam as marcas das adaptações da Idade da Pedra.

### Mas as circunstâncias atuais são importantes, não?

É claro que são. Nossos antepassados da Idade da Pedra não comiam sempre que sentiam vontade – faziam jejum intermitente quer quisessem quer não –, e provavelmente estamos adaptados a essa situação. No entanto, eles não tinham diabetes nem insuficiência cardíaca congestiva, e hoje essas doenças são comuns. Nos Estados Unidos, a maioria dos adultos tem pelo menos uma doença crônica e toma remédios para tratá-la.[*] Isso muda a equação.

---

[*] Segundo a Pesquisa Nacional de Saúde (PNS) divulgada pelo Instituto Brasileiro de Geografia e Estatística (IBGE) em outubro de 2020, no Brasil, 52% das pessoas de 18 anos ou mais receberam diagnóstico de pelo menos uma doença crônica em 2019. A pesquisa completa pode ser acessada em https://www.ibge.gov.br/estatisticas/sociais/saude/9160-pesquisa-nacional-de-saude.html.

### Como isso afeta a minha decisão de fazer ou não jejum intermitente?

O jejum não é seguro para todas as pessoas, especialmente para quem toma remédios. Por exemplo, quem toma insulina para controlar o nível de glicose no sangue não pode mudar radicalmente o padrão de ingestão de comida de um dia para o outro sob pena de não conseguir manter a glicose num patamar saudável. Quem toma medicamentos para a pressão também pode ter problemas sérios com o jejum.

### Se a única regra é que posso comer em determinados dias ou em determinadas horas, isso significa que posso comer um pouco mais porque passo fome no resto do tempo?

Não, a quantidade de comida ingerida continua sendo importante. O jejum intermitente não se importa com a *qualidade* da alimentação; trata-se basicamente de um esquema para emagrecer. Mas (vamos entrar em detalhes mais adiante) a quantidade de calorias e os nutrientes contam, e o peso é um fator de saúde. Uma das armadilhas do jejum intermitente é não estipular nada sobre o que comer – a única coisa que se sabe é que de vez em quando a pessoa não vai comer nada. Nossa preocupação é que você pense que pode comer o que quiser durante cinco dias da semana porque nos outros dois não vai comer coisa alguma. Nada poderia estar mais distante da verdade. Se você comer compulsivamente nos dias que escolheu para comer, ou se exagerar nas refeições que decidiu não pular, o resultado é imprevisível.

Se pretende usar o jejum intermitente como meio de controlar o peso, preste atenção ao que ingere nos dias em que pode comer.

### Tenho de admitir que, quando pulo uma refeição, como muito mais depois; não consigo me controlar.

Provavelmente, o jejum intermitente não é a melhor opção para você. Ele funciona bem com algumas pessoas, mas não com todas.

### Se eu sentir fraqueza ou irritação por não comer, há outras maneiras de restringir minha ingestão calórica?

É claro que sim. Basta controlar as porções.

**Um dos métodos é melhor que o outro? Já ouvi dizer que o jejum acelera o metabolismo muito melhor do que o controle de porções.**
Os dois métodos são quase idênticos. Os adeptos do jejum intermitente argumentam que ligar e desligar a "fornalha" do metabolismo, como acontecia com nossos ancestrais, nos faz queimar algumas calorias extras, e há estudos que sugerem que eles podem ter razão. Porém, os mesmos estudos mostram que o efeito é incipiente em comparação ao controle geral de calorias. Portanto, o jejum é apenas uma estratégia de controle de calorias ou de porções; as alegações de "acelerar" o metabolismo com certeza têm mais a ver com *marketing* do que com ciência. A maior parte do peso que perdemos com o jejum intermitente vem da redução das calorias que entram, e não das calorias que saem (isto é, calorias queimadas pelo metabolismo).

Os adeptos do jejum intermitente alegam também que ele aumenta a clareza mental, mas não há evidências científicas que comprovem esse efeito. Algumas pessoas usam o jejum como uma "limpeza", combinando-o com meditação; nesses casos, o aumento do foco é provavelmente resultado do... bem... do foco.

Por fim, dizem que o jejum intermitente contribui para aumentar a expectativa de vida, mas esse efeito se deve possivelmente à restrição calórica: estudos com outras espécies comprovam que a ingestão de menos calorias aumenta a longevidade. Portanto, se jejuamos o bastante para manter a ingestão calórica cerca de 30 por cento abaixo do normal por tempo suficiente, podemos esperar algum benefício na expectativa de vida. Ou não. Sejamos diretos: ninguém fez um ensaio clínico de cem anos para saber com toda a certeza.

Se o jejum intermitente funciona para você como uma tática de controle da quantidade média de comida ingerida em, digamos, uma semana (e depois um mês, e um ano), ótimo. Acontece que ele não funciona assim com todo mundo, e os pequenos benefícios "metabólicos" acabam suplantados pelo posterior abuso de comida.

Sendo assim, não; o jejum não produz nenhuma mágica metabólica. Ele ajuda algumas pessoas, mas não todas, exatamente como todas as outras opções.

**O que devo escolher então?**

Depende de qual método você prefere. A maioria das pessoas prefere algum grau de restrição calórica a quase passar fome duas vezes por semana, e isso pode funcionar também. Se você prefere comer um pouco mais durante sete dias e jejuar por dois dias, isso também pode funcionar.

**O jejum intermitente me parece ser um problema para quem está em volta.**
De acordo. Se você faz jejum e a sua família não, as coisas podem ficar estranhas. O que fazer? Sentar-se à mesa e tamborilar os dedos? Manter uma conversa animada? Pode ser que funcione, mas há problemas e questões a considerar: como é a sua produtividade nos dias de jejum? Qual o seu nível de acuidade mental? Seu empregador pode não ficar muito satisfeito se a fome lhe causar prostração. Talvez seja melhor jejuar no fim de semana. Mas não era no fim de semana que você pretendia abusar um pouco?

Essas questões importantes costumam ser ignoradas em todas as dietas excêntricas. A união faz a força, certo? Quando o assunto é dieta de emagrecimento, o mais comum é que essa seja uma opção solitária (por isso já fizemos a distinção entre "viver" e "fazer dieta"; nossa tendência é entrar na dieta sozinhos, mas poderíamos vivê-la juntos.) Uma das muitas razões pelas quais as dietas de emagrecimento não funcionam é o fato de entrarmos nelas sozinhos. Mais um motivo para escolher um padrão alimentar tradicional e moderado.

**Mas vocês recomendam o jejum intermitente se o meu objetivo for emagrecer?**
Depois de tudo explicado, se funcionar com você, sim. O jejum intermitente é atualmente uma espécie popular de "vamos fazer dieta". Ao contrário das dietas da moda, há poucos argumentos contra ele; assim, se o jejum intermitente satisfaz o seu gosto e o seu estilo de vida, vá em frente.

## DIETA PALEOLÍTICA

**Falem sobre a dieta paleolítica. É a dieta das cavernas, certo?**
A dieta paleolítica imita a alimentação dos nossos ancestrais caçadores-coletores. (A palavra "paleolítico" refere-se à Idade da Pedra Lascada,

o período que vai de 2 milhões a 10.000 anos atrás, durante o qual várias espécies humanas usavam ferramentas de pedra. A esse período seguiu-se a Idade da Pedra Polida, durante a qual surgiu a agricultura.)

**O que comiam os homens e as mulheres das cavernas?**
As pessoas podem fingir que sabem, mas na verdade ninguém sabe. Se já é muito difícil saber com precisão o que as pessoas comeram ontem, imagine descobrir o que os nossos tatara-tatara-tatara-(etc.)-avós comiam 127.000 anos atrás.

Por essa razão, há muita polêmica entre os paleoantropólogos. Alguns afirmam que nossos antepassados viviam basicamente da caça; outros, que eles viviam principalmente da coleta; outros ainda sugerem que os insetos eram parte importante da dieta; e há também quem afirme que o mar tinha muita importância. Esta área da ciência avança o tempo todo e tem produzido diversas descobertas arqueológicas, como a análise do padrão de desgaste dos dentes, restos de esqueletos, de acampamentos e até mesmo de coprólitos (matéria fecal fossilizada).

Quem sabe com exatidão? O que sabemos é que eles caçavam e coletavam; não eram agricultores. Portanto, comiam carne, peixe, ovos, frutas oleaginosas e sementes, legumes, verduras e frutas. Tudo o que podiam achar ou matar. Obviamente, eram todos alimentos "naturais". Eles comiam plantas selvagens e os animais selvagens que tinham comido as plantas selvagens. Já a lista do que não comiam é bem específica: salame e *bacon*; rosquinhas e outros confeitos; queijo e refrigerante. Assim, a dieta paleolítica elimina os alimentos processados, o açúcar adicionado, os cereais refinados, as leguminosas e os laticínios. Existe uma polêmica sobre os cereais integrais: muitos adeptos dessa dieta não os consomem. No entanto, paleoantropólogos já encontraram evidências de que cereais selvagens faziam parte da alimentação dos nossos ancestrais 150.000 anos atrás.

**Há alimentos na dieta paleolítica atual que nossos ancestrais não comiam?**
Algumas gorduras e óleos, como a manteiga e o óleo de coco, e alguns adoçantes processados, como o açúcar de coco. Mas a carne que comemos hoje é muito diferente da carne pré-agricultura; hoje os animais

são criados em cativeiro e se alimentam de outra maneira, o que impacta na qualidade da sua carne.

Além disso, tudo o que nossos antepassados da Idade da Pedra comiam está extinto, em boa medida graças a nós. Não comemos nenhuma das plantas selvagens que eles comiam; comemos plantas domesticadas – algumas parecidas a suas ancestrais e outras não. Em geral, não comemos animais selvagens, e, quando o fazemos, não são os mesmos animais selvagens de antes. (Você viu algum mamute recentemente?) De fato, foi a domesticação de plantas e animais que marcou o fim da Idade da Pedra e nos levou à era da agricultura.

**A dieta paleolítica não permite o consumo de laticínios, leguminosas e cereais porque ela elimina alimentos que não existiam antes da agricultura?**
Essa é a ideia. Naturalmente, você pode chamar de "paleolítico" o que quiser, de modo que alguns incluem manteiga, o que é obviamente forçado.

**Mas a dieta paleolítica permite café e um bocado de *ghee* (manteiga clarificada).**
Sim. Apesar de não haver nem café nem manteiga na Idade da Pedra. Pode chamar de licença poética. Ou contrassenso.

**O que mais diferencia a dieta paleolítica? Coletar frutinhas para o café da manhã e caçar para o jantar?**
Essa é uma expectativa irrealista para a maior parte das pessoas, mas a ideologia subjacente estimula a prática regular de atividade física – em geral treinos mais curtos e intensos – e de atividades "espirituais", como a ioga. No entanto, como é comum nesta cultura de bordões e caça-cliques, muitas advertências inconvenientes são deixadas de lado. "Posso comer quanto *bacon* eu quiser? Tô dentro!"

Os especialistas sugerem que nossos ancestrais paleolíticos caminhavam quilômetros todos os dias e consumiam 100 gramas de fibras de uma variedade de plantas selvagens. (Nós comemos cerca de 15 gramas por dia.) Há muito poucos adeptos da dieta paleolítica atual dispostos a isso, o que é péssimo.

O que queremos dizer é que a dieta paleolítica foi muito modificada para o consumo e a conveniência contemporâneos. São muito raros os adeptos que tentam emular fielmente o verdadeiro estilo de vida paleolítico, com todos os seus inconvenientes.

**Comer como nossos ancestrais comiam há 40.000 anos traz algum benefício para a saúde?**

Os benefícios alegados são a perda e o controle de peso, melhor digestão e menos impacto ambiental. Há evidências de que a dieta paleolítica é anti-inflamatória, previne o câncer e diminui o risco cardiovascular. Essas são as conclusões de estudos de curto prazo que utilizaram biomarcadores como pressão arterial, níveis de lipídios no sangue e peso; mas não há nenhum ensaio clínico randomizado pelo tempo necessário (anos ou décadas) para termos certeza, tampouco populações inteiras que comam a dieta paleolítica há gerações. Porém, não é difícil comer melhor do que um norte-americano típico dos dias atuais, e qualquer interpretação sensata da dieta paleolítica quase certamente é melhor.

> Não é difícil comer melhor do que um norte-americano típico dos dias atuais, e qualquer interpretação sensata da dieta paleolítica quase certamente é melhor.

**Isso tudo parece... bem impressionante.**
E é, mas há mais. Lembre-se de que a maneira pela qual a dieta afeta a saúde depende inteiramente dos alimentos que ela substitui. A dieta paleolítica representa uma gigantesca melhora no padrão alimentar típico de muitas pessoas. Se as pessoas substituírem bolinhos recheados industrializados por verduras e doces por ovos, é óbvio que haverá benefícios para a saúde. O caso é que não há evidências científicas que comprovem a afirmação de que a dieta paleolítica é melhor. (Assim como também não há evidências de que ela faça mal.)

**Mas a dieta paleolítica de fato é diferente de uma dieta baseada em plantas comestíveis, certo?**
Na verdade, uma dieta verdadeiramente paleolítica tem mais semelhanças do que diferenças com o vegetarianismo estrito ou o flexitarianismo, em especial se colocada no contexto da típica alimentação norte-americana;

em ambas predominam ingredientes o mais próximos possível de sua forma natural. A diferença é que a dieta paleolítica inclui carne – idealmente de animais selvagens – e exclui leguminosas e cereais. Mas uma boa dieta paleolítica – que inclua bastantes frutas, legumes e verduras, e não uma tonelada de carne – tem muito em comum com a dieta baseada em plantas comestíveis. Esta é a lição surpreendente: embora pareçam diametralmente opostas, a dieta paleolítica e uma boa dieta estritamente vegetariana são muito semelhantes entre si e muito diferentes do típico padrão alimentar contemporâneo, constituído de "comida" que brilha no escuro.

### A dieta paleolítica tem algum senão importante?
Sim, três. O primeiro é o que chamamos de "problema do salame"; o segundo, o "problema da população". Muita gente adora a dieta paleolítica porque ela é uma desculpa para comer carne de todos os tipos em grandes quantidades, inclusive carnes processadas, como o salame. É muito comum as pessoas pensarem: "Basta deixar o pão de lado para ser paleolítica".

### É claro que não havia salame no paleolítico.
Exatamente. Nossos ancestrais comiam apenas os animais selvagens que eles mesmos caçavam, que não se pareciam em nada com os animais domesticados e engordados usados no processamento de carne.

### Então *bacon* e ovos fritos na manteiga não são um café da manhã paleolítico.
Não. E *bacon* é muito diferente de antílope. Se você quer fazer uma dieta paleolítica para melhorar a saúde, nosso conselho é que seja fiel aos seus princípios: comer carne de vez em quando, o menos processada possível, e consumir basicamente aquilo que nossos ancestrais coletavam, como frutas, legumes, folhas, frutas oleaginosas, sementes e ovos.

### E o que significa o "problema da população"?
Este tem consequências muito mais graves do que o salame. Há quase 8 bilhões de habitantes na Terra. No tempo dos caçadores-coletores, cada tribo de cem pessoas precisava de cerca de 32 quilômetros quadrados de terra. Mantida a mesma proporção, hoje precisaríamos de um espaço equivalente a quinze vezes a superfície terrestre do planeta. Portanto, com uma dieta paleolítica,

mesmo se utilizássemos cada centímetro de terra – e encontrássemos comida ali –, apenas 6,7 por cento das pessoas não passariam fome. Portanto, não se trata de decidir se a dieta paleolítica é melhor ou pior para a saúde humana do que a dieta vegetariana. A pergunta relevante é: qual dieta é uma opção viável para uma população cada vez maior em um planeta cada vez menor?

**A dieta paleolítica não funciona para todo mundo.**
Correto. É verdade que os entusiastas da dieta paleolítica poderiam viver ao lado de vegetarianos, mas lembre-se de que a verdadeira dieta paleolítica é baseada em plantas comestíveis e em quantidades moderadas de animais não confinados. A verdadeira dieta paleolítica não permite o consumo de animais criados em escala industrial, nem seu abuso e confinamento, nem animais que se alimentem de qualquer coisa que não o seu alimento natural.

**Qual é o terceiro problema?**
Não sabemos o impacto dessa dieta na vitalidade a longo prazo e na longevidade em comparação a outros bons sistemas alimentares. Provavelmente, comer diversas plantas e animais selvagens é bom para a saúde, mas isso nem foi provado nem refutado.

**Algo mais a dizer aos entusiastas da dieta paleolítica ou a potenciais adeptos?**
Potencialmente, os entusiastas da dieta paleolítica podem esperar benefícios para a saúde se comerem seu bife produzido localmente e o peixe que pescaram no rio. Mas essa não é uma dieta para todos os seres humanos. Não vivemos em tribos isoladas e espalhadas por grandes territórios; vivemos em meio a uma população de quase 8 bilhões de pessoas que não para de crescer. Uma dieta baseada em plantas comestíveis é do interesse de todos os que pretendem continuar por aqui.

## DIETA DASH

**O que significa DASH?**
Trata-se do acrônimo da expressão inglesa *"dietary approaches to stop hypertension"* [abordagens dietéticas para combater a hipertensão].

**Parece que essa dieta tem um objetivo de saúde bem específico.**
Ela foi criada nos anos 1980 por cientistas norte-americanos do Instituto Nacional do Coração, Pulmão e Sangue. Eles estavam estudando se o padrão alimentar poderia reduzir a pressão arterial de maneira tão eficiente quanto os medicamentos. A resposta foi um sonoro "sim", e com o tempo a DASH se consolidou como mais uma opção de padrão alimentar saudável.

**Que mudanças alimentares conseguem reduzir a pressão arterial com a mesma eficiência dos remédios?**
A DASH estimula o consumo de plantas comestíveis – em especial os cereais integrais –, de laticínios com pouca ou nenhuma gordura, e a ingestão reduzida de sódio (sal). Quanto mais sódio consumimos, mais a pressão pode subir.

**Então uma das principais características da dieta DASH é a restrição do consumo de sódio?**
Sim, embora a dieta tenha sido estudada com e sem determinados níveis de restrição de sódio – e tenha funcionado igualmente bem. No entanto, a combinação de um padrão alimentar equilibrado, baseado em plantas comestíveis, com laticínios com pouca gordura e restrição de sódio mostrou-se uma opção melhor.

**Mas o sal deixa o sabor dos alimentos tão bom!**
Os cientistas também tiveram essa preocupação. Eles decidiram que, se a dieta DASH precisava reduzir o sal, ela poderia incorporar ervas e especiarias para dar sabor à comida. Além disso – uma curiosidade –, cerca de 80 por cento do sal que consumimos vem dos alimentos processados, e não do saleiro que usamos na cozinha. Assim, a melhor maneira de reduzir a ingestão de sódio não é bani-lo da mesa, mas comer menos alimentos ultraprocessados.

**Aquilo que eu como (frutas, verduras e legumes) *versus* aquilo que eu restrinjo (sódio e gordura saturada) tem o mesmo efeito na redução da pressão arterial?**
Comer alimentos saudáveis e restringir "maus" alimentos é o melhor caminho a seguir. Estudos comprovam que basta reduzir o sal para baixar

a pressão, mas eles também mostram que a dieta DASH baixa a pressão mesmo sem a restrição de sódio. Como já dissemos, combinar as duas coisas é muito melhor.

**Tranquilo. Essa dieta estimula o consumo de quais alimentos para baixar a pressão?**
Legumes, verduras, frutas e cereais integrais; leguminosas e sementes em quantidades menores; um pouco de peixe e frutos do mar, um pouco de frango e um pouco de carne vermelha; e também laticínios com pouca ou nenhuma gordura.

**Laticínios? É a primeira vez que falamos de uma dieta que inclui laticínios.**
Não é bem assim. A dieta mediterrânea certamente permite laticínios, apenas não os prioriza. A dieta DASH surgiu como recomendação alimentar nos Estados Unidos, onde há muito tempo os laticínios são expressamente recomendados (seja por razões científicas, seja devido ao *lobby* eficaz da indústria).

De todo modo, laticínios com pouca ou nenhuma gordura são a recomendação da dieta DASH para minimizar o consumo de gorduras saturadas. Os laticínios têm muitas das vitaminas e minerais necessários para baixar a pressão.

A melhor maneira de entender e contextualizar a dieta DASH é encará-la como a versão sanitizada da típica dieta norte-americana.

Ela permite o consumo de muitos alimentos que as pessoas comem regularmente – carne, frango, ovos, laticínios –, mas restringe o sódio, os alimentos ultraprocessados e os cereais refinados. A dieta DASH também incentiva o consumo diário de legumes, verduras e frutas, mas permite todo o resto, ainda que em quantidades moderadas.

**Parecem objetivos bastante realistas.**
Exatamente. A DASH não se distancia de maneira radical da dieta típica de muita gente. Se você quer melhorar a saúde e emagrecer mas não tem vontade de levantar peso, a dieta DASH é uma ótima opção. Ela costuma aparecer no topo do *ranking* anual de melhores dietas

do *U.S. News & World Report*, e acabamos de elencar algumas das razões para seu sucesso.

**Em comparação à dieta mediterrânea ou a alguma versão da dieta vegetariana, a DASH parece factível. Os seus benefícios são tão grandes quanto os das outras dietas?**
É difícil dizer, por falta de comparações diretas. A DASH pode rivalizar com alguns sistemas alimentares, mas a magnitude dos benefícios à saúde provavelmente está associada à magnitude das mudanças feitas. Esses benefícios podem ser mais limitados justamente porque se fizeram menos mudanças radicais.

**A DASH soa como uma variação norte-americana da dieta mediterrânea. O que diferencia as duas?**
Basicamente, as gorduras e o sal. Em muitas dietas, as gorduras respondem por 34 ou 35 por cento das calorias ingeridas. Na DASH esse percentual cai para 30 e 32 por cento, ao passo que na dieta mediterrânea as gorduras respondem por cerca de 40 por cento das calorias consumidas. A dieta mediterrânea também permite o consumo de laticínios, mas sem nenhuma ênfase em produtos com pouca gordura, como acontece na dieta DASH.

**Qual é a conclusão? A dieta DASH tem a mesma eficácia dos medicamentos?**
Para a pressão arterial, sim. A combinação dos alimentos com a restrição de sódio baixa a pressão arterial com a mesma eficácia dos remédios.

**O alimento é o remédio?**
A dieta DASH é apenas o exemplo mais resplandecente desse efeito. A comunidade de nutricionistas começou a defender a dieta DASH e a se fazer outras perguntas sobre esse padrão alimentar: é eficaz para emagrecer? É eficaz contra outros riscos cardíacos?

**E a dieta DASH é eficaz para emagrecer e para a saúde do coração?**
Sim. A dieta DASH é muito melhor para o peso e a saúde. Adotar a dieta DASH é quase sempre mudar para melhor.

# DIETAS ANTI-INFLAMATÓRIAS

**Por que o oba-oba em torno das dietas anti-inflamatórias? Vejo o termo "anti-inflamatório" como propaganda de benefício de uma porção de alimentos.**
Vamos explicar a inflamação mais detalhadamente a partir da página 165, mas, para resumir: certos alimentos promovem a inflamação. Uma dieta anti-inflamatória evita esses alimentos.

Nosso organismo produz naturalmente compostos chamados prostaglandinas, que podem ser pró-inflamatórias ou anti-inflamatórias. As gorduras saturadas e o ômega-6 são blocos construtores das prostaglandinas pró-inflamatórias. Como vamos discutir na página 132, o excesso de ômega-6 – que é abundante nos alimentos ultraprocessados – não é bom; ele pode contribuir para a resposta inflamatória exacerbada.

**Esse é mais um motivo para manter distância dos alimentos ultraprocessados?**
E por várias razões: muitos alimentos ultraprocesssados contêm o pesado ácido graxo ômega-6 e carboidratos altamente refinados, como a farinha de trigo comum e o açúcar adicionado. O amido e o açúcar não participam diretamente da produção de prostaglandinas pró-inflamatórias, mas aumentam a produção de insulina, e a insulina – um hormônio anabólico – estimula a atividade do sistema imunológico de maneira a aumentar a inflamação. Finalmente, as dietas ricas em alimentos ultraprocessados promovem a obesidade, e o excesso de gorduras contribui para que mais compostos inflamatórios circulem pela corrente sanguínea.

**Há gorduras que não sejam inflamatórias?**
Sim. Algumas gorduras são anti-inflamatórias. O ácido graxo ômega-3, por exemplo, é um agente anti-inflamatório. As gorduras monoinsaturadas, predominantes no azeite de oliva, são menos nitidamente anti-inflamatórias, mas também não aumentam a inflamação.

**Que outros alimentos devo comer para manter meu sistema imunológico equilibrado?**

Os mesmos alimentos que você deve comer para equilibrar a saúde geral, e a esta altura você já decorou o mantra: frutas, legumes e verduras, cereais integrais, leguminosas, frutas oleaginosas e sementes. Esses são os alimentos que você mais deve consumir para garantir uma boa saúde. Com certeza, todos eles são associados à redução da inflamação.

**Uma dieta anti-inflamatória pode ser motivo de alguma preocupação?**
Bem... a preocupação em si é inflamatória. Portanto, digamos que é algo a que devemos prestar atenção.

A resistência insulínica (pré-diabetes) está disseminada nos Estados Unidos,[*] e a insulina é pró-inflamatória. Resolver o problema com alimentação e um estilo de vida mais saudável é a prioridade universal. E é fácil resolver com alimentação, não é preciso nenhum esforço especial, desde que se adote um padrão alimentar que seja bom para a saúde geral. Tal padrão pode ser descrito como anti-inflamatório ou saudável. Os ajustes a serem feitos são os mesmos.

**Além da alimentação, outros fatores contribuem para a inflamação?**
Com certeza. O estresse emocional é inflamatório; ele está relacionado à estimulação da glândula suprarrenal. A privação de sono está relacionada a distúrbios hormonais que aumentam a resposta inflamatória. Assim, embora tenha se tornado corrente a afirmação de que a inflamação é ruim e por isso é necessária uma dieta anti-inflamatória, mais uma vez a realidade é que o *desequilíbrio* é que é ruim. É o desequilíbrio que causa respostas inflamatórias exacerbadas. Felizmente, ele pode ser combatido pelos padrões de alimentação saudável que estamos discutindo.

---

[*] A última edição do Atlas do Diabetes, publicado pela Federação Internacional de Diabetes (IDF) em 2019, estima que existam no Brasil 16,8 milhões de adultos (de 20 a 79 anos) com diabetes, o que coloca o país em 5º lugar no *ranking* mundial. A projeção é de que, em 2030, esse número chegue a 21,5 milhões. Mais informações em https://diabetesatlas.org/en/sections/demographic-and-geographic-outline.html.

# DIETA COM BAIXO TEOR DE FODMAPs

**O que é a dieta com baixo teor de FODMAPs? E o que significa esse nome?**
Trata-se do acrônimo da expressão inglesa *"fermented oligosaccharides, disaccharides, monosaccharides, and polyols"* [oligossacarídeos, dissacarídeos, monossacarídeos e polióis fermentados]. Agora deu pra entender perfeitamente, certo?

**Com certeza. Agora traduz, por favor?**
Essas palavras todas são nomes de açúcares e derivados do açúcar. Alguns são naturais – o leite, o mel e as frutas têm açúcar –, outros são artificiais. (Quase todos os adoçantes cujo nome termina em "-ol" são ultraprocessados.)

Segundo o criador da dieta, a presença desses açúcares na comida causa desconforto gastrointestinal e outros sintomas em pessoas suscetíveis. Nosso organismo não absorve bem os polióis (ou álcoois de açúcar) – açúcares parcialmente fermentados, naturais ou artificiais –, e algumas pessoas chegam a ser intolerantes a eles. Os álcoois de açúcar costumam permanecer no trato gastrointestinal, onde provocam irritação.

**O que a dieta com baixo teor de FODMAPs elimina, e por quê?**
Quem quiser experimentar essa dieta terá de buscar orientações detalhadas por escrito, pois ela tem muitas particularidades. No geral, porém, a dieta elimina os cereais integrais, a cebola e o alho, para evitar os oligossacarídeos; elimina os laticínios, para evitar a lactose (um dissacarídeo); elimina muitas frutas, o mel e alimentos processados com açúcar, para evitar os monossacarídeos como a frutose; e também elimina frutas como a amora-preta, que contém polióis naturais, além de chicletes, doces e balas de hortelã, que contêm xilitol e sorbitol (na forma de adoçantes industrializados).

O foco principal da dieta é o alívio dos sintomas da intolerância alimentar; trata-se de uma espécie de dieta de eliminação. No entanto, assim como a alimentação sem glúten passou a ser encarada como uma maneira de emagrecer, a dieta com baixo teor de FODMAPs está sendo encarada como uma cura para tudo.

**Já que absorvemos mal esses açúcares, a dieta com baixo teor de FODMAPs não faria bem a todo mundo?**
Algumas das restrições dessa dieta – como evitar os álcoois de açúcares artificiais – poderiam ser uma boa ideia para todos, mas eliminar cereais, cebola, algumas frutas e vegetais sem uma boa razão não é uma boa ideia para todos, não.

**Quem pode se beneficiar da dieta com baixo teor de FODMAPs?**
Todo mundo deveria evitar alimentos ultraprocessados. Quanto ao restante, quem experimentar desconforto gastrointestinal, fadiga, falta de clareza mental ou qualquer outro sintoma vago que não possa ser atribuído a algo específico deveria pensar: "Esses sintomas aparecem sempre que como algum ingrediente do grupo FODMAP?" O problema é que o grupo é grande demais, o que dificulta a resposta. Dependendo da frequência e da gravidade dos sintomas, pode valer a pena investigar mais.

Um exemplo notável: a intolerância à lactose é uma intolerância a FODMAPs. A lactose é um dissacarídeo; duas moléculas de açúcar – a glicose e a galactose – se fundem para dar origem à lactose. As pessoas que não têm a enzima para separá-las são intolerantes à lactose, e isso é bastante comum. No entanto, quem é intolerante à lactose resolve o problema simplesmente evitando a ingestão de lactose. Se isso não funcionar com você, tente eliminar outros FODMAPs.

Outros ingredientes do grupo não podem ser rastreados até uma enzima específica e são mais parecidos ao glúten; algumas pessoas não os digerem bem, ou então têm uma resposta alérgica a eles. Em geral, a única maneira de ter certeza é eliminar os ingredientes do cardápio, ver se os sintomas desaparecem, colocá-los de novo no cardápio e ver se os sintomas reaparecem.

Os testes de eliminação de ingredientes são mais eficazes para identificar intolerâncias alimentares e alergias do que todas as outras estratégias; se você estiver sofrendo, vale a pena tentar. Se a sua resposta for "Sim, os sintomas desaparecem quando paro de comer e reaparecem quando volto a comer", você está entre aqueles que fariam bem em evitar FODMAPs.

Os FODMAPs reverberam em toda a cadeia de suprimentos; quanto mais você conseguir restringir sua alimentação para evitar os ingredientes que lhe fazem mal, melhor.

**Todas as dietas têm detratores. O que os detratores da dieta com baixo teor de FODMAPs têm a dizer?**

O problema dessa dieta é que ela vem sendo recomendada para toda a população e envolve toda a cadeia de suprimentos. É como se por causa de pessoas com alergia a amendoim mandássemos todo mundo parar de comer amendoim. O fato é que amendoim faz mal apenas para quem é alérgico a amendoim.

**Em outras palavras, os FODMAPs estão seguindo os passos do glúten.**

Nós acreditamos que sim. Mas você só precisa eliminar os FODMAPs, assim como o glúten, se for intolerante a eles. Portanto, se você consome FODMAPs como leite, mel, amora-preta e alho e se sente bem, não se preocupe com eles.

## DIETA CETOGÊNICA

**Podemos falar sobre a dieta cetogênica? Tem havido muito barulho em torno dela.**

Os corpos cetônicos são produtos derivados do metabolismo das gorduras. Nosso organismo os fabrica em períodos de fome, quando a glicose circulante no sangue e as reservas de carboidratos (glicogênio) se esgotaram. Esse estado de cetose pode ser induzido com uma dieta com baixíssimo teor de carboidratos, que impede o organismo de se reabastecer com glicose ou glucogênio e o mantém em funcionamento com corpos cetônicos. A dieta cetogênica foi desenvolvida para o tratamento de crises epilépticas incuráveis, especialmente em crianças. Ela também era usada para tratar diabetes antes de haver insulina.

**Tratamento de crises epilépticas e diabetes – isso é ótimo!**

É ótimo, sim, mas é preciso cuidado. A dieta cetogênica tem sido usada como último recurso contra crises epilépticas; isso não a torna recomendável para o restante da população. Trata-se de uma dieta com muitas gorduras e proteínas, e poucos carboidratos; ela também elimina frutas, cereais e leguminosas, além de vários legumes; e permite muita carne e poucos alimentos de origem vegetal. Tudo isso é o *oposto* do que aprendemos ser uma alimentação saudável. Além disso, a dieta cetogênica contém muitos alimentos associados a efeitos adversos na saúde e no meio ambiente.

**A dieta cetogênica pode afetar o meu cérebro se eu a estiver fazendo para emagrecer ou tratar o diabetes?**
A dieta cetogênica suprime a atividade elétrica do cérebro mesmo que a sua intenção seja perder alguns quilos. Se você não tem crises epilépticas, duvidamos de que seja uma boa opção. A atividade elétrica do cérebro está relacionada a questões importantes, como pensar.

**Quais as diferenças entre as dietas cetogênica e paleolítica? Parece que os alimentos que elas priorizam são os mesmos.**
Ambas priorizam alimentos naturais e gorduras saudáveis, ao passo que eliminam açúcar adicionado, cereais e leguminosas. Porém, a dieta cetogênica concentra-se em mudar a distribuição dos macronutrientes em prol das gorduras, com o objetivo de conseguir a cetose. Ela desestimula o consumo de carboidratos e permite a ingestão de laticínios.

A dieta paleolítica não faz nenhuma restrição aos macronutrientes, apenas desestimula o consumo de laticínios, leguminosas e cereais. E o que talvez seja mais importante: a dieta paleolítica, seja ela bem ou mal executada, assenta-se num princípio saudável: o de que qualquer dieta para a qual a espécie esteja adaptada é boa para essa espécie. Isso tem muito sentido.

Já a dieta cetogênica foi criada para mimetizar o efeito da fome sobre o nosso corpo, além de prometer a rápida perda de peso. Porém, ao contrário do que acontece na dieta paleolítica bem-feita, não há nenhuma evidência de que a dieta cetogênica seja segura – e muito menos saudável – se feita durante uma vida. Isso faz muita diferença. As duas dietas estimulam o consumo de carne, mas não podem ser comparadas.

**Comer *bacon*, carne vermelha e manteiga realmente ajuda a emagrecer?**
Sim, ajuda a emagrecer a curto prazo, como todas as dietas restritivas. A fase inicial, ou de indução, da dieta Atkins é cetogênica, mas obviamente

ela não funciona a longo prazo. Se funcionasse, o problema da obesidade teria sido resolvido nos anos 1970, quando a Atkins se tornou popular.

**Nós conhecemos os efeitos de longo prazo da dieta Atkins?**
Uma vez que dezenas de milhões de pessoas fizeram a dieta Atkins desde que ela foi criada, acreditamos que neste momento já saberíamos se a dieta cetogênica é a resposta pela qual esperávamos; haveria dezenas de milhões de pessoas mais magras. Mas não foi isso o que aconteceu: os índices de obesidade não pararam de subir. Portanto, não está claro que tenha havido efeitos de longo prazo positivos em grandes populações.

No que diz respeito à saúde em geral, não há estudos de longo prazo com dietas de alto teor de gorduras e baixo teor de carboidratos, tenha ela o nome que tiver. No entanto, como a dieta cetogênica vai contra tudo o que sabemos ser bom para a saúde ao longo de uma vida, temos razões de sobra para o ceticismo. Lembre-se: é preciso ser cético diante de novas "descobertas".

Sejamos claros: o ônus da prova é daqueles que afirmam: "Isto é bom para você apesar de ir contra tudo o que se sabe que é bom para você". O ônus da prova não é dos que dizem: "Duvidamos".

**Uma dieta que prioriza o consumo de carne vermelha e manteiga me atrai. Existe uma versão mais sustentável da dieta cetogênica?**
As gorduras poderiam vir da ingestão de um monte de abacates. Existe uma versão "vegetariana" da dieta Atkins. Chamada eco Atkins, ela foi desenvolvida por pesquisadores da Universidade de Toronto e poderia ser utilizada por quem deseja uma opção cetogênica enquanto mantém a preocupação com a saúde, com os animais e com o meio ambiente. Porém, a eco Atkins não permite o consumo de quantidades ilimitadas de carne e manteiga.

**Essa versão da dieta cetogênica pode me trazer benefícios?**
Não está provado que a cetose em si seja prejudicial à saúde ao longo do tempo, mas ela não foi objeto de nenhum estudo de longo prazo. Lembre-se: ausência de evidência não é evidência de ausência. A dieta cetogênica tampouco é uma alimentação comum ou "natural", que você planejaria para si. Por fim, é uma dieta que proíbe a maioria dos alimentos realmente saudáveis, os quais você deveria comer mais, e não menos. Resumindo:

temos muitas dúvidas sobre seus benefícios e não estamos convencidos de que seja segura. Esperamos que seja uma moda passageira, mas isso só o tempo dirá.

### Mas emagrecer não é uma coisa boa?
O fato de os marcadores biológicos melhorarem quando há grande perda de peso não significa que o mecanismo desse emagrecimento seja bom a longo prazo. *A maneira como se perde peso também é importante.*

Mas *qualquer* dieta que faça emagrecer alguém com problemas metabólicos típicos – colesterol alto, triglicérides altos, pressão alta, glicose e insulina altas, marcadores de inflamação altos etc. – costuma melhorar esses marcadores, seja ela sustentável ou não.

### Então vocês não recomendam a dieta cetogênica.
Temos muitas razões para nos preocuparmos com a dieta cetogênica. É difícil de ser seguida e muito restritiva. Vai contra tudo o que sabemos que uma boa dieta pode fazer pela longevidade e pela vitalidade a longo prazo. Vai contra tudo o que sabemos ser bom para o meio ambiente. Portanto, não a recomendamos.

## DIETA WHOLE30

### E a dieta Whole30?
O nome é uma referência à série de alimentos priorizados e ao fato de ela ser um programa de trinta dias. Apesar da popularidade momentânea, entre todas as dietas que discutimos neste livro esta é a que mais facilmente pode ser descartada. A lista de melhores dietas do *U.S News & World Report* coloca a Whole30 em último lugar.

### Por quê?
Porque ela se baseia na maior falha de toda dieta da moda: eliminar do cardápio muitos alimentos e depois colocá-los de volta para torná-la tolerável. A Whole30 recomenda a eliminação de uma série de alimentos. Nem sempre é vendida como uma dieta de emagrecimento, mas é claro que muitas pessoas recorrem a ela para perder peso rapidamente.

**Eu emagreceria rápido?**
Provavelmente. Se você limitar as opções, reduzirá as calorias que ingere. Mas aos poucos você voltaria a colocar esses alimentos no seu cardápio numa tentativa de chegar a uma alimentação com a qual um ser humano de verdade possa conviver. E então você com certeza voltaria a engordar.

**Quais alimentos a dieta Whole30 recomenda eliminar?**
Todos os cereais. Todas as leguminosas. Várias frutas. Todos os laticínios. Alguns desses ingredientes – os cereais e as leguminosas – estão entre os alimentos mais nutritivos e saciantes, sendo os que mais estão associados à saúde e à perda de peso. É ridículo.

# PADRÕES ALIMENTARES E ESTILO DE VIDA

## QUANDO DEVO COMER?

**O café da manhã é mesmo a refeição mais importante do dia?**
Não. Não há nada de sagrado no café da manhã (a menos que você reze!).

**Sério? Isso é chocante.**
Respire fundo. Sabemos que essa afirmação vai contra tudo o que você sempre escutou na hora de se arrumar para a escola.

**Mas então o café da manhã não importa?**
Não. Não há nada de especial no café da manhã.

**Posso pular o café da manhã?**
Você não precisa comer logo que acorda. Além disso, as horas de jejum não precisam ser interrompidas com os alimentos que se convencionou servir no "café da manhã". Seu café da manhã será aquilo que você comer primeiro no dia, seja a que horas for.

**Então não preciso comer logo que acordo?**
De modo geral, essa literatura que ganhou vida própria dizia respeito a crianças que iam para a escola com fome. É claro que as crianças que

queriam comer mas não tinham comida ficavam distraídas na sala de aula. (Não fazia diferença para as crianças que não se importavam de comer mais tarde.) Daí nasceu a lenda de que o café da manhã é a refeição mais importante do dia.

**Interessante. Bem, existe um horário melhor para eu comer meus cereais matinais?**
Não, e não tem de ser cereais matinais. Algumas pessoas sentem muita fome pela manhã e outras não. Se você não sente fome e o seu nível de energia é bom, pode ser que descubra que se forçar a comer quando não tem vontade lhe causa mais mal do que bem. Comer quando não estamos com fome pode aumentar a quantidade total de comida ingerida no dia.

Resumindo: a hora de comer é uma questão pessoal, e tudo bem. Não há regras.

**Portanto, se eu não sentir fome pela manhã, é até melhor não comer nada?**
Coma quando tiver fome; não coma se não estiver com fome. Uma das grandes vantagens de comer quando se tem fome é começar o dia reafirmando a importância de uma relação natural e satisfatória com a comida. Não é preciso seguir as regras arbitrárias que normalmente acompanham determinadas dietas.

**Honestamente, o que determina se eu tenho ou não tempo para o café da manhã é meu horário de trabalho.**
Tudo bem; cada um tem a sua rotina. Se a sua manhã é tão corrida que você não consegue encaixar nela uma refeição, espere.

**É muito bom que o horário do café da manhã seja uma escolha inteiramente minha, mas o que devo comer?**
Existem muitos mitos sobre qual é o melhor café da manhã. Por exemplo, algumas pessoas vão lhe dizer que é muito importante começar o dia com proteínas – ou com carboidratos de ótima qualidade. No entanto, o café da manhã ao redor do planeta compreende basicamente tudo o que existe: legumes, laticínios, cereais integrais, frutas – tudo serve. Não parece haver um costume melhor do que o outro.

**Tem certeza? Não existe um alimento melhor para começar o dia? Aveia e ovos, por exemplo, por causa das fibras e das proteínas?**
Os bons alimentos são bons a qualquer hora do dia. No café da manhã, você pode até mesmo comer as sobras do jantar. Desde que a escolha dos alimentos seja sensata, a sequência não tem nenhuma importância. Faça o café da manhã do jeito que você gosta. Obviamente, *pizza*, panqueca americana e refrigerante não devem ser rotineiros.

**Então quando devo fazer a minha refeição principal?**
Há muita discussão a esse respeito, e novos estudos sugerem que há razões que sustentam a antiga recomendação de começar o dia com um excelente aporte de calorias.

**Mas então voltamos à ideia de obrigatoriamente comer no café da manhã? No café da manhã, coma como um rei; no almoço, como um príncipe; no jantar, como um mendigo?**
Exatamente. O argumento é que é importante ter combustível no tanque na hora de dirigir o carro.

**Mas o jantar é um acontecimento social; minha refeição favorita.**
Essa é uma observação importante, que não deve ser ignorada. Não vamos fazer disso um cavalo de batalha. Em muitas culturas, o jantar é a refeição mais importante, e a socialização traz muitos benefícios.

Desde que ao longo do dia a sua alimentação seja adequada do ponto de vista da quantidade e da qualidade, o resultado será o esperado. Há algo mais importante do que definir *quando* você deve ingerir a maior parte das calorias, e isso é, naturalmente, quanto você come e qual a qualidade do que você come, na média, ao longo do dia. Esses são os fatores mais importantes.

## SOBRE VARIEDADE

**A variedade importa?**
Essa também é uma questão de gosto. Um de nós come todos os dias mais ou menos as mesmas coisas no café da manhã: um cereal matinal multigrãos

ou aveia com frutas e, ocasionalmente, nozes. O outro jamais repete o café da manhã na mesma semana e pode começar o dia com legumes cozidos, ou frutas, ou mingau de aveia, ou *pasta e fagioli*. Coma o que quiser.

**Voltamos ao "coma alimentos variados"?**
De certa maneira, sim, mas não se trata apenas do café da manhã, e a questão da variedade é interessante. Recentemente, a Associação Americana de Cardiologia proporcionou um choque de realidade ao lançar um informe sobre variedade alimentar no qual afirma que a ideia de que devemos "comer grande variedade de alimentos todos os dias, de diversas categorias" é um problema.

**Por que de repente é um problema comer uma variedade de alimentos?**
Comer alimentos variados é ótimo se isso significar frutas e verduras de cores diversas. Mas a palavra "variedade" pode ser muito mal interpretada. O termo não é muito específico e pode ser lido como "coma de tudo". E "tudo" não é assim tão bom. Nos anos 1970, um supermercado comum vendia cerca de 15.000 produtos. Em 2018, esse mesmo supermercado comercializava algo como 50.000 produtos. Quantas frutas e legumes a mais você acha que existem hoje?

**Não muitas.**
Exato. Essencialmente, houve a proliferação de produtos embalados em sacos, caixas, garrafas e latas. E essa é uma variedade falsa, porque a esmagadora maioria desses produtos é feita dos mesmos ingredientes: soja, trigo, milho, arroz, açúcar e algum tipo de óleo. São os mesmos ingredientes reembalados repetidamente em vários produtos, e estaríamos muito melhor se não comêssemos nenhum deles.

O café da manhã pode ser pão doce num dia, biscoito recheado no dia seguinte e bolo de pacote no próximo. São produtos "variados", mas com os mesmos ingredientes misturados de maneiras ligeiramente diferentes, e não passam de *junk food* ultraprocessada. O mesmo vale para o almoço e o jantar. Quando a variedade não é variedade de alimentos mas variedade de produtos alimentícios feitos dos mesmos ingredientes, não existe o benefício da diversidade de nutrientes. Na verdade, estamos comendo a mesma *junk food* o tempo todo.

**Quando se trata de verduras, legumes e frutas, o conceito de variedade é totalmente diferente?**
Sim. Deveríamos dizer "coma uma variedade de alimentos naturais", sendo que "natural" significa "próximo à natureza". Frutas, legumes e verduras têm centenas ou milhares de nutrientes. Cada fruta e cada legume tem alguns, mas nenhum tem todos. Portanto, no caso dos produtos de origem vegetal, a variedade é importante porque é graças a ela que podemos ingerir todos os nutrientes de que precisamos.

**O que fazem esses nutrientes mágicos?**
Não sabemos ao certo. Essa é a beleza da coisa. Eles nos tornam saudáveis. Isso basta?

**Como o consumo de alimentos variados afeta a sensação de saciedade?**
O apetite é regulado pelo hipotálamo, uma estrutura situada na base do cérebro que dispõe de "sensores de saciedade específicos". É por isso que sempre há espaço para a sobremesa: ao terminar uma refeição, estamos saciados da maior parte dos sabores, mas ainda não atingimos o limiar do sabor doce. (Saiba mais sobre a compulsão por doces na página 168.) Isso não é necessariamente bom, mas, desde que nos atenhamos à lista de bons alimentos, pode nos ajudar a desfrutar das refeições.

**Quer dizer que incluir na dieta sabores e temperos diferentes ajuda a aumentar a saciedade?**
Os temperos agradam ao regulador do apetite. Há muito os neurocientistas sabem que a saciedade vem de sensores específicos ao sabor. Portanto, se continuamos comendo a mesma coisa, não importa quão deliciosa ela seja, acabamos enjoando. Se nos voltamos para um alimento de sabor diferente, reacendemos nosso interesse.

**Nossas papilas gustativas foram projetadas para apreciar sabores interessantes e comidas deliciosas? Sensacional.**
Por um lado, é sensacional; por outro, permite que a indústria alimentar nos manipule.

**Como a indústria alimentar nos manipula?**
Basicamente, os alimentos ultraprocessados contêm grande diversidade de sabores. A ideia é adicionar açúcar, sal e gordura – ingredientes de que gostamos por razões evolutivas, e que nos fazem comer em excesso ou porque têm muitas calorias (gordura) ou porque são viciantes (açúcar) – a tudo o que for possível. Se a indústria coloca a mesma quantidade de sal no cereal matinal e nos salgadinhos, e a mesma quantidade de açúcar no molho de tomate e na cobertura para sorvetes, o centro do apetite fica superexcitado. Ou seja, somos manipulados para comer excessivamente.

**OK, o processo parece mesmo muito manipulador.**
A indústria de alimentos inventa maneiras de nos fazer comer sem parar, seja por causa da variedade de produtos, seja por causa da variedade de estimulantes do paladar presentes em cada produto. Ela se aproveita de nossos sensores para nos fazer consumir mais dos seus produtos.

## LANCHES

**Qual é o papel dos lanches nessa história?**
Os lanches podem ser bons ou ruins. Na infância, diziam-nos para não comer entre as refeições porque isso estragaria o nosso apetite. Porém, "estragar" o apetite numa época em que se come demais pode não ser assim tão ruim. É impossível errar quando se come uma fruta, um pepino ou uma cenoura, não importa a hora do dia.

**Vocês estão dizendo que o que importa é o conteúdo do lanche?**
Você está com fome, talvez sinta o nível de energia cair um pouco e come um lanche. Uma hora e meia ou duas depois, na hora do almoço ou do jantar, você está menos faminto do que estaria normalmente. Isso não é bom? Desde que o lanche seja saudável, é claro.

**Mas há alguma evidência científica de que fazer um lanche seja benéfico? Alguma evidência além da minha própria pesquisa, segundo a qual o lanche melhora meu humor quando batem as três da tarde?**

Sim, há evidências de que lanches nutritivos são benéficos. Lembre-se de que os coletores lanchavam o tempo todo, comendo o que encontravam pela frente, quando encontravam. Embora modernamente se tenham convencionado três refeições principais, isso não tem nada a ver com a biologia.

**Não quero me estressar por escolher o lanche errado ou por comer quando não devia.**
Você precisa escolher bem o que vai comer, mas isso não é muito difícil. Como em outros contextos, é necessário se preparar. Se estiver chovendo, você sai com um guarda-chuva. Da mesma maneira, como vivemos num clima em que os maus alimentos estão em toda parte, não saia de casa sem um lanche saudável, para não cair na tentação de comprar uma porcaria qualquer numa dessas máquinas que vendem salgadinhos, doces e refrigerantes.

**Lanche bom *versus* lanche ruim... preciso fazer esta pergunta?**
Maçã, nozes, banana, cenoura, *homus*, salada etc. são bons lanches. Você entende o que estamos dizendo. Faça quantos lanches quiser com alimentos bons.

Por outro lado, um lanche comprado numa dessas máquinas quase certamente foi projetado para sobrecarregar o seu centro de apetite. Você vai acabar se sentindo infeliz, pois haverá um pico de glicose na sua corrente sanguínea; horas depois você sentirá muito mais fome, pois esse é o tipo de alimento que causa flutuações hormonais que ao final aumentam a ingestão total de comida. Se você cresceu comendo doces, vai sentir falta deles; porém, você sabe que não é deles que precisa.

> Não saia de casa sem um lanche saudável, para não cair na tentação de comprar uma porcaria qualquer numa dessas máquinas que vendem salgadinhos, doces e refrigerantes.

**Então, trata-se de um equilíbrio entre seguir uma dieta saudável e também aquilo que funciona para o meu corpo e a minha rotina?**
Há fundamentos que valem para todo mundo: alimentos naturais, combinações saudáveis, equilíbrio, variedade. Mas como chegar a eles varia muito de pessoa para pessoa. Os lanches são uma ótima oportunidade de personalizar a dieta.

**O que devo comer nas ocasiões em que não tenho o controle total da situação, como numa viagem?**
Vale o mesmo princípio dos lanches: leve os alimentos naturais que puder. Crie uma "lancheira" personalizada; você sabe melhor do que ninguém o que funciona para você.

Atualmente, as coisas andam um pouco mais fáceis. À medida que vão circulando informações sobre alimentos naturais e minimamente processados, mais locais os disponibilizam. Não faz muito tempo, era impossível encontrar uma banana num aeroporto. Não mais. E há *homus* e guacamole em muitos lugares.

**Como fazer escolhas saudáveis no restaurante?**
Com os mesmos princípios básicos: menos comida processada e mais ênfase em plantas comestíveis. Você pode pedir duas sopas; ou uma sopa e uma salada. E assim por diante. Apenas se lembre de que não estamos falando de "salada" de frios, queijo e *croûtons* de farinha branca. Mesmo que se chame "salada", lembre-se de que os nomes do que você ingere não fazem diferença; aquilo que você ingere, sim.

## ALIMENTOS LOCAIS

**E que tal comer "localmente"?**
O termo "locavorismo" é relativamente novo, mas designa uma maneira de comer muito antiga. Os locávoros comem, ou tentam comer, alimentos produzidos no local, muito embora a palavra "local" seja um tanto vaga. Antes de a comida ser transportada a lugares distantes, todos eram locávoros. Atualmente, locavorismo significa "aquilo que comemos importa para a nossa saúde, e a qualidade e a composição do que comemos são determinadas pela maneira e pelo local em que o alimento é produzido".

**Para que gastar mais tempo e, em geral, mais dinheiro para se tornar locávoro?**
Para reduzir a pegada de carbono, para apoiar a economia local, para comer alimentos da estação (e frescos), para saber de onde vem a sua comida e como ela foi cultivada... todos esses atributos são positivos e

característicos da comida local – em grande medida, *apenas* da comida local. Somente um fanático consegue comer *exclusivamente* comida local, mas, se você se concentrar nesses atributos, estará comendo melhor, de maneira mais ética, sustentável... e local.

**Vocês estão dizendo que é mais complicado do que apenas comer mais frutas, legumes e verduras. Também é preciso saber como o alimento foi produzido.**
Sim, isso mesmo. Porém, antes de mais nada, deixe-nos explicar o seguinte: o ótimo é inimigo do bom. É bom comer mais frutas, legumes e verduras mesmo que eles venham de longe. Apenas não é tão bom quanto se viessem de perto. Todo mundo precisa fazer o melhor possível no mundo real, e o melhor possível quase nunca é perfeito. Não há muito azeite de oliva produzido no Brasil, por exemplo.

**O sol, a chuva e o tipo de solo afetam a qualidade de uma maçã?**
Com certeza. Solos melhores resultam em mais nutrientes. E nem estamos falando de pesticidas. Por exemplo, um famoso estudo realizado no distrito de Linxian, na China, mostrou que a suplementação de selênio reduziu drasticamente os índices de câncer de esôfago. Por quê? O solo de lá é pobre em selênio; portanto, os alimentos cultivados lá também eram. Havia deficiência generalizada de selênio entre a população.

Se sabemos que os alimentos que consumimos foram cultivados localmente, sem produtos químicos, sabemos que estamos evitando esses produtos. Se sabemos que o solo está sendo nutrido de maneira apropriada, sabemos que a composição daquele solo é rica. Se o nosso alimento não ficou em armazéns nem passou muito tempo sendo transportado, ele terá muito mais nutrientes na hora em que for consumido.

**Então a comida local tem composição nutricional melhor?**
Em geral, sim. (Se estivermos falando de milho produzido industrialmente, provavelmente não.) É natural a conexão entre agricultura e saúde – não há como escapar dela. Portanto, quanto mais soubermos sobre o local e a maneira como os alimentos são cultivados, mas confiança teremos em suas qualidades nutricionais.

**A composição do solo também afeta os produtos de origem animal?**
Sim. Essa questão é ainda mais importante quando se trata de produtos de origem animal. A composição nutricional da carne está substancialmente relacionada ao padrão alimentar e de atividade física do animal. A carne é mais magra e contém menos gordura saturada quando o animal se exercita mais, por exemplo. A composição da carne também varia de acordo com os nutrientes das plantas que o animal come, que, por sua vez, são influenciados pela composição do solo.

**Um solo saudável e nutritivo resulta em carne saudável e nutritiva?**
Quando os animais pastam, ou seja, quando se alimentam de grama em vez de ração, eles mantêm o solo saudável e produzem uma carne melhor. Os animais que pastam livremente têm menos risco de flagelos como a bactéria *E. coli* O157:H7, uma cepa que pode provocar infecção grave e até mesmo falência renal.

**De onde vem essa praga?**
Ela surgiu nos intestinos do gado, particularmente daquele alimentado com ração. O método industrial de alimentação dos animais de corte altera o pH de seu trato gastrointestinal e o seu microbioma, que passa a oferecer um ambiente mais hospitaleiro a bactérias problemáticas.

**Quer dizer que uma cepa perigosa da bactéria *E. coli* evoluiu porque o gado recebia alimentos estranhos à sua dieta natural?**
Exatamente. Portanto, se os argumentos dos ambientalistas e dos defensores dos direitos animais não o incentivam a comer alimentos locais, lembre-se de que sua saúde também está em jogo.

**Podemos considerar o locavorismo uma dieta?**
É uma dieta – e uma boa dieta – porque todas as boas dietas têm como base alimentos de verdade, naturais e ricos em nutrientes. O ideal é que esses alimentos sejam produzidos sem pesticidas, patógenos e outras substâncias contaminantes (tanto quanto possível no mundo em que vivemos), e em solo bem cuidado. Todas essas propriedades são alcançadas com mais facilidade num sistema de produção não industrial.

Dito isso, é claro que também é possível produzir alimentos de baixa qualidade nutricional num sistema local e não industrializado. No entanto, uma importante vantagem da produção local é que podemos acompanhá-la de perto e fazer nosso julgamento.

Também é bastante seguro afirmar que a alimentação locávora não inclui alimentos distribuídos nacionalmente a partir de uma fábrica localizada num lugar qualquer, e isso, por si só, já exclui a *junk food*.

**Quer dizer que posso comer o que quiser? Hambúrgueres provenientes de bois no pasto e queijos locais o dia inteiro?**
Não é bem assim. É importante pensar numa dieta em que predominem os alimentos de origem vegetal que seja também equilibrada e variada. Se pensarmos nos padrões alimentares atuais, podemos afirmar que a dieta locávora se aproxima do flexitarianismo (veja página 56).

# ALIMENTOS E INGREDIENTES

**O que vocês querem dizer com "comida integral" e "comida de verdade"?**
É simples: comida tão "natural" quanto possível, ou seja, do jeito que a natureza a produz. Sabemos que os alimentos ultraprocessados nos fazem mal, e eles são a maioria dos alimentos inventados no século XX: *junk food*. Alimentos integrais são aqueles que não foram muito modificados, que não precisam de um rótulo e são o seu único ingrediente. (Embora boa parte da carne e dos laticínios possa ser prejudicial, em sua forma mais natural eles também são alimentos integrais.)

**OK. Como comer o suficiente para garantir os nutrientes de que preciso?**
Uma vez que a cadeia de suprimentos tem armadilhas para nos fazer comer em excesso, você provavelmente está comendo mais do que precisa. Se lhe disséssemos que deveria acrescentar 27 alimentos para garantir alguns micronutrientes em quantidades suficientes... apenas faríamos com que você comesse mais. Essa não é a melhor maneira de resolver as coisas. É preciso consumir mais alimentos certos *em vez de* vários dos alimentos que estamos consumindo agora.

Focar o equilíbrio na comida facilita o trabalho. Sabemos quais alimentos integrais estão associados à saúde. Concentre-se neles e você estará consumindo os nutrientes de que precisa.

### Como abrir espaço na dieta para mais alimentos saudáveis?

Você não precisa diminuir a quantidade geral de comida, mas, sim, a quantidade de alimentos como hambúrguer, batata frita e sorvete. Essa é uma verdade incontornável, e estamos chocados com o fato de você ainda não a conhecer. Se alguém se alimenta como a média dos norte-americanos, vai precisar abandonar alguns alimentos em prol de outros. Se desistir dos itens que come demais – provavelmente alimentos ultraprocessados, *junk food* e carne produzida industrialmente – e passar a ingerir mais legumes, verduras e frutas (já sabemos: blá-blá-blá), sua dieta será quase perfeita.

Parece óbvio, mas 100 por cento das calorias que ingerimos vêm dos alimentos que consumimos. Por exemplo, se recomendamos a alguém que coma menos carne para melhorar a saúde (e também pela saúde do planeta), é porque quanto mais carne comemos, menos consumimos de outros alimentos benéficos, como feijão, lentilha ou peixe. Quem troca carne por queijo pode dizer que "está se tornando ovolactovegetariano", mas não faz nenhum bem à saúde. Porém, quem troca carne por lentilha faz um bom negócio.

Muitas dietas não são deficientes em carne, mas em frutas, legumes, verduras, leguminosas, frutas oleaginosas e cereais integrais – plantas comestíveis seguramente associadas à boa saúde. Quanto mais produtos de origem animal e *junk food* você comer, menos calorias sobrarão para serem supridas com outras fontes de nutrientes. Portanto, ao pensar em reduzir a ingestão de maus alimentos, pense também em para que está abrindo espaço.

Ao substituir um alimento por outro, sempre haverá a pergunta: "Em vez do quê?" Se os ovos substituírem os doces, são bons; se substituírem frutas com aveia, já não são tão bons. Tudo é relativo.

> Ao pensar em reduzir a ingestão de maus alimentos, pense também em para que está abrindo espaço.

### Mas gosto de comida ultraprocessada. E um hambúrguer sacia muito mais do que uma salada.

Entendemos o seu argumento. Porém, por mais que os alimentos ultraprocessados sejam projetados para aumentar o consumo e que de fato sejam diretamente responsáveis pela ingestão excessiva de comida – segundo um recente e robusto ensaio clínico randomizado –, substituí-los por opções integrais não é tão difícil quanto parece, e por duas razões. Primeiramente, os alimentos integrais saciam bastante (OK, não uma salada verde, mas espere um pouco), o que significa que você vai querer menos *junk food*. Além disso, à medida que você se habitua com os alimentos integrais, suas papilas gustativas passam por uma espécie de reabilitação. Rapidamente elas aprendem a preferir os alimentos mais naturais, e você perde o apetite por *junk food*. Damos nosso testemunho pessoal: funciona de verdade.

**Qual é a maneira mais fácil de saber se minha alimentação está equilibrada?**
Ao fim e ao cabo, o melhor a fazer é comer os alimentos indicados como saudáveis: os que mencionamos acima constituem uma lista completa. Esses alimentos proporcionam a distribuição ideal de nutrientes. Coma uma variedade de alimentos integrais, e estará dando conta dos nutrientes.

## FRUTAS, LEGUMES E VERDURAS

**Por que as frutas, os legumes e as verduras são tão importantes?**
Eles são os alimentos mais próximos da natureza; é fácil encontrá-los em sua forma natural. Conforme afirmamos em outro ponto deste livro, as melhores dietas do mundo são baseadas em plantas comestíveis, de maneira que não dá para errar com frutas, legumes e verduras. Coma-os. Coma-os o tempo todo. Coma-os no lugar de produtos de origem animal e de *junk food*.

**O jeito mais fácil de fazer isso é beber suco verde com quatro porções de frutas, legumes e verduras?**
Há uma enorme diferença entre beber um suco e comer alimentos integrais, não processados.

Algo que pode ser consumido num gole e não mastigado muda totalmente a equação. A maior parte dos sucos, em especial os industrializados, não tem fibras nem diversos nutrientes benéficos. Os sucos tendem a conter alta carga glicêmica, o que significa: a) que eles têm açúcar que chega rapidamente à corrente sanguínea; e b) que são uma fonte concentrada desse açúcar. (Saiba mais sobre carga glicêmica na página 169.) O açúcar presente nos alimentos não processados é o mesmo, mas ele entra na corrente sanguínea com muito mais lentidão e com o benefício de muitas fibras, e é isso que conta. Tenha em mente também que você consegue tomar o suco de quatro maçãs com muito mais facilidade do que consegue comer quatro maçãs, e essa não é uma boa ideia – por todas as razões acima.

**Então o *detox* com sucos não é tudo isso que dizem ser?**
A menos que você faça o *detox* em vez de comer *cheeseburgers*, batata frita e refrigerantes, trata-se de uma tolice. (Se você estiver fazendo *detox* com suco, saiba que ele é positivo, mas você precisa repensar sua dieta.) Mais uma vez, lembre-se: "Em vez de quê?" Se a sua dieta for boa, você não precisa de *detox* com suco. Se não for mas você quiser que seja, o *detox* com suco pode ser um bom começo; mas não espere que ele seja mais do que uma "desintoxicação" de maus hábitos e o início de algo novo. A ideia de que o *detox* vai eliminar toxinas do seu corpo é absurda.

**E os *smoothies* e as vitaminas?**
Mais uma vez, se você não come frutas, legumes e verduras regularmente mas se dispõe a consumi-los num *smoothie*, com certeza sua dieta vai melhorar. E se o *smoothie* ou as vitaminas forem caseiros, será definitivamente muito melhor do que versões industrializadas, que são destituídas de fibras. Alguns liquidificadores e o passa-legumes mantêm a polpa dos alimentos – ou suas fibras –, o que reduz a resposta glicêmica, conforme observado acima.

Ainda assim, é preferível comer os alimentos a bebê-los.

A carga glicêmica de um *smoothie* – a velocidade com a qual seu açúcar entra na corrente sanguínea e seu efeito, primeiro no nível de açúcar no sangue e depois no nível de insulina – é mais alta do que se você mastigasse lentamente os mesmos ingredientes. Além disso, mastigar os alimentos leva mais tempo, o que retarda a entrada do açúcar no sangue. Por fim, os alimentos sólidos saciam mais que os líquidos. Assim, alimentos integrais são melhores, e comer frutas, legumes e verduras é simplesmente o melhor a fazer. Se não houver essa opção, batê-los num *smoothie* é uma saída. Um *smoothie* preparado com bons ingredientes que você não consumiria de outra maneira é um excelente exemplo de como não transformar o ótimo em inimigo do bom. Apenas não caia no conto do "suco verde *detox*".

**Podemos falar sobre a diferença entre os produtos orgânicos e os convencionais? Uma maçã por dia mantém a pessoa sadia, mas a maçã tem de ser orgânica?**
Vamos começar pela questão mais relevante: os orgânicos são benéficos para a saúde? A resposta honesta é: "Neste momento, é impossível fazer essa afirmação". (É inquestionável que os produtos orgânicos fazem bem ao solo, aos agricultores e aos animais.)

**Por que é impossível fazer essa afirmação?**
Em primeiro lugar, quase ninguém come apenas produtos orgânicos ou apenas produtos convencionais, de modo que é impossível dividir as pessoas em dois grupos para comparação. E ninguém se recusa a comer alimentos orgânicos se eles estiverem disponíveis. Portanto, há uma sobreposição; quando dois grupos supostamente diferentes são um pouco parecidos, o resultado final também é semelhante.

**Os alimentos orgânicos não são mais puros do que os que são cultivados com produtos químicos?**
São mais puros, mas não "puros". No cultivo orgânico ainda se é obrigado a usar a água do planeta, e ela está contaminada em maior ou menor grau. Portanto, nem mesmo a agricultura orgânica está completamente livre de contaminantes. Mas o mais importante é que "*junk food* orgânica continua sendo *junk food*", como disse nossa estimada amiga e colega Marion Nestle[*].

**Comprar comida orgânica e saber que a minha alimentação não tem produtos químicos me traz paz de espírito.**
Não é possível medir regularmente o nível de pesticidas e herbicidas dos alimentos, mas podemos supor que os produtos orgânicos certificados contêm menos produtos químicos. Essa é uma vantagem clara.

---

[*] Professora de nutrição da Universidade de Nova York. (N. E.)

**Lavar as frutas, os legumes e as verduras convencionais ajuda a reduzir os pesticidas e herbicidas?**
Sim. Lavar os alimentos diminui os resíduos dos pesticidas e em tese também a diferença entre orgânicos e não orgânicos.

Embora a suposição de que os orgânicos sejam melhores venha do fato de eles serem cultivados com menos produtos químicos, tem sido quase impossível confirmar isso cientificamente, pelas razões expostas anteriormente. No entanto, com certeza a agricultura orgânica é mais segura para o solo, para os agricultores e para os animais – e talvez o seja para os seres humanos também.

O que *está* se tornando mais claro é que há um conjunto nascente de grandes estudos observacionais com indivíduos que relataram comer orgânicos regularmente e com pessoas que não o faziam. Até o momento em que escrevemos este livro, o estudo mais recente está sendo realizado na França, onde os cientistas descobriram uma redução significativa na incidência de câncer entre os sujeitos que consumiam produtos orgânicos.

**Bem, se os alimentos orgânicos previnem o câncer, não são melhores?**
Na verdade, o estudo não é conclusivo.

**Por que não?**
Porque as pessoas que consomem orgânicos regularmente diferem daquelas que não o fazem. Pode ser que o que diferencia os dois grupos seja o nível geral de cuidados com a saúde. Pode ser que o grupo de pessoas que consumia orgânicos tivesse acesso a uma assistência médica melhor, mais dinheiro, mais qualidade de vida – esse tipo de coisa. Os produtos orgânicos costumam ser mais caros, o que significa que as pessoas que estão bem de vida, com acesso a médicos, são provavelmente as que mais consomem orgânicos. Por isso ainda não sabemos com certeza. Porém, pela primeira vez se descobriu uma forte correlação entre o consumo regular de alimentos orgânicos e melhora na saúde.

**O foco nos orgânicos deixa de lado grande parte da população?**
Certamente. Uma das preocupações com a ênfase no valor dos alimentos orgânicos é falar para um estrato muito pequeno da população. Isso é problemático, pois, se as pessoas recebem a mensagem de que frutas, legumes e verduras estão "contaminados" com pesticidas e não têm

condições financeiras de comprar orgânicos, elas podem pensar que é melhor simplesmente não comer esses alimentos. Ou seja, as pessoas podem deixar de comer alimentos integrais porque foram convencidas de que eles estão envenenados. Isso não é bom.

**Do mesmo jeito que as pessoas evitam peixe por causa das toxinas?**
Mais ou menos. A discussão sobre plantas comestíveis tem mais peso, é mais importante. O efeito benéfico de consumi-las se sobrepõe aos riscos do cultivo tradicional com herbicidas e pesticidas. Uma maçã não orgânica ainda é melhor do que uma barrinha de cereais orgânica.

**Se eu estiver na feira ou no mercado, com uma maçã orgânica numa mão e uma maçã não orgânica na outra e não tiver dinheiro para pagar a maçã orgânica, o que devo fazer?**
Uma maçã não orgânica é melhor que maçã nenhuma – e também é melhor do que muitos outros alimentos. Lave-a bem para eliminar os resíduos de produtos químicos. É quase 100 por cento seguro afirmar: "Nunca rejeite uma maçã".

**E se houver uma opção orgânca e eu puder pagar por ela?**
Se você tiver condições, comprar orgânicos é a melhor opção. Mas é importante lembrar que não é a única opção.

**Se eu puder, devo comprar tudo orgânico ou algumas frutas e verduras importam mais?**
Você pode consultar a Agência Nacional de Vigilância Sanitária (Anvisa) para saber quais são as frutas, os legumes e as verduras com os maiores níveis de agrotóxicos. Mas, se existe uma opção orgânica e você pode pagar por ela, vá em frente. Caso contrário, consuma frutas, legumes e verduras do mesmo jeito; apenas lave-os bem.

## CEREAIS INTEGRAIS

**Quais são os benefícios para a saúde de comer cereais integrais como a aveia no lugar dos cereais matinais industrializados?**

### Ou de preferir o arroz integral ao arroz branco? Ou o pão integral ao pão branco?

Os produtos feitos com cereais integrais – grãos inteiros minimamente processados, o que exclui qualquer tipo de pão de fôrma – são melhores para nós. Quase todo mundo tem deficiência de fibras, principalmente porque comemos cereais ultraprocessados, dos quais as fibras são removidas.

Cuidado com esta diferença: feito COM cereais integrais não é o mesmo que feito DE cereais integrais. O primeiro significa que pode haver alguns cereais ali; o último significa que se trata de um produto integral. O pão de fôrma "integral" costuma conter mais farinha branca – na melhor hipótese, metade –, e na maioria dos produtos o trigo integral nele contido é questionável.

Lembre-se: tradicionalmente, o pão é um produto integral. Já o pão de fôrma industrializado é um produto do início do século XX.

Resumindo: coma cereais integrais ou minimamente processados, e não se deixe enganar pelo *marketing*.

### Difícil isso. Como saber quais produtos comprar?

Use as seguintes regras: quanto mais simples forem os produtos fabricados com cereais, melhor. Cereais integrais são melhores: arroz integral, gérmen de trigo, aveia em grãos, farro, quinoa... ou seja, grãos integrais ou quase integrais. A aveia em flocos também é um ótimo cereal integral.

A seguir, tenha cuidado com os rótulos: procure a palavra "integral" na lista de ingredientes; se não estiver lá, provavelmente o produto não é integral. "Multigrão" não significa "integral"; "trigo" não significa "trigo integral". É melhor evitar cereais processados que não estejam listados como "integrais".

Mais duas coisinhas: se o produto tiver um rótulo, procure nele a informação de que há 2 gramas ou mais de fibras por 100 calorias; isso é um bom sinal. E verifique os outros ingredientes: os melhores pães contêm farinha de cereais integrais, água, fermento e sal. Os melhores cereais matinais contêm cereais integrais (em grãos ou não). Ponto-final.

### A composição nutricional dos cereais integrais muda quando eles são cozidos?

Se forem cozidos em casa, provavelmente não. Às vezes, o cozimento reduz os nutrientes; às vezes, concentra-os; não vale a pena se preocupar com isso, e certamente as fibras são preservadas. Entretanto, quando alimentos com alto teor de carboidratos são cozidos em altas temperaturas pela indústria alimentar, podem gerar um composto chamado acrilamida, que já foi identificado como um potencial agente cancerígeno.

**Espera aí. Cereais integrais podem causar câncer?**
Não foi isso o que dissemos! Sem pânico, por favor. Em primeiro lugar, esse não é um perigo particular dos cereais integrais, mas de todos os alimentos que contêm carboidratos e o aminoácido asparagina. Entre esses alimentos estão a maioria dos cereais integrais, a batata e os grãos de café. Quando cozidos em altas temperaturas, esses alimentos produzem acrilamida. Não vale a pena se preocupar com quantidades residuais de acrilamida em alimentos que, por todos os outros critérios, são bons. O café, por exemplo, contém acrilamida; porém, a ingestão regular de café está associada à redução da incidência de câncer, e não ao aumento. Se o alimento for ruim de início, como os salgadinhos industrializados, então a acrilamida é apenas mais uma razão para não consumi-lo. Os produtos ultraprocessados devem ser evitados por uma série de razões. A composição geral de um alimento e seus efeitos sobre a saúde quase sempre são mais importantes do que o risco ou o benefício teórico de um de seus elementos isoladamente.

**Tenho vários amigos que não comem glúten, mas confesso que não sei o que é isso.**
Você não está só. Muitas pessoas temem o glúten sem saber o que é.

**E o que é o glúten?**
Uma proteína complexa.

**Ah é? E é algo novo?**
Não. O glúten está entre nós há tanto tempo quanto o trigo, e o trigo é um dos mais antigos alimentos conhecidos pela humanidade. Ele surgiu no começo da agricultura, há mais de 10.000 anos.

**O trigo de antigamente continha glúten?**
Com certeza. A humanidade consome glúten regularmente há milênios.

### Mas então por que a intolerância ao glúten é uma novidade?
Porque todo mundo está falando dela. Quando alguma coisa nos causa desespero, temos a tendência de enxergá-la em todos os lugares. Assim, se de vez em quando sentimos dor de cabeça, passamos a atribuí-la ao glúten assim que ouvimos falar dele. Quem tem problemas estomacais começa a culpar o glúten porque ouviu dizer que ele é o culpado. É uma espécie de bode expiatório.

### O problema está na nossa cabeça?
Não, não é assim tão simples, e não é isso o que estamos dizendo. Também é verdade que parece haver um aumento da sensibilidade ao glúten e de sua forma mais grave, conhecida como doença celíaca (enteropatia sensível ao glúten). Na doença celíaca, o corpo produz anticorpos contra o glúten.

### Então o glúten é prejudicial, sempre foi terrível e só percebemos isso agora?
Não, essa também não é a resposta. A maioria das pessoas tolera bem o glúten. Muitas delas vivem muito bem há gerações consumindo trigo e cevada, que também contém glúten.

### A taxa de incidência da doença celíaca aumentou?
Talvez. Cerca de 1 por cento da população tem a doença, e esse índice era bem estável, mas pode estar aumentando. A taxa de indivíduos que são intolerantes ao glúten ou afirmam viver melhor sem ele é 10 por cento. Obviamente isso significa que 90 por cento da população pode consumir glúten sem apresentar nenhuma reação adversa. Também significa que estamos muito mais conscientes não apenas da doença celíaca, mas também da intolerância ao glúten, que é uma condição mais branda mas em muitos casos verdadeira. Não sabemos muito bem porque isso tem acontecido, mas um fator provável são as mudanças no microbioma relacionadas às alterações na cadeia de suprimentos.

### O glúten de hoje é diferente do glúten de 10.000 anos atrás?
O glúten é o mesmo de sempre. Porém, há novas variedades de trigo, a maneira como ele é cultivado e processado mudou, assim como mudaram também seus acompanhantes à mesa. A humanidade promoveu a

hibridização do trigo milhares de vezes, colocou-o nos produtos industrializados e adicionou muitas substâncias químicas à mistura.

Às vezes, um composto que, sozinho, não causa intolerância pode fazê-lo se for acompanhado de outro composto. Essa deve ser parte da razão pela qual a sensibilidade ao glúten parece estar aumentando: mais produtos hibridizados ou alterados de outras maneiras, mais alimentos processados, mais substâncias químicas e mais desarranjos no microbioma, o que pode modificar a maneira como o trato gastrointestinal reage a quase tudo. Um microbioma inadequado pode muito bem resultar na incapacidade de digerir o glúten – e outros alimentos – adequadamente. (Saiba mais sobre o microbioma na página 184).

**Então essas são as causas da sensibilidade ao glúten?**
Não sabemos quais são as "causas". Os fatores mencionados são potenciais colaboradores; quanto mais pesquisas são feitas, mais fatores potenciais são encontrados. Em epidemiologia, chama-se viés de vigilância: os problemas aparecem quando procuramos por eles.

**Uma mudança no cultivo do trigo parece uma explicação simples para o surgimento de mais pessoas sensíveis ao glúten.**
Alguns afirmam que atualmente o trigo tem mais glúten do que as variedades antigas. No entanto, alguns cereais antigos contêm a mesma quantidade de glúten dos cereais modernos. Além disso, no que diz respeito a anticorpos, a dose é substancialmente irrelevante: para quem é alérgico a uma substância, basta uma pequena quantidade dela para desencadear a resposta do corpo. É improvável que a concentração de glúten seja um fator importante para a doença celíaca. Mas, como dissemos, pode haver algo no trigo que consumimos hoje que dispare uma reação alérgica ao glúten. Sabemos – já antecipando a sua pergunta – que *não é* a engenharia genética, pois não existe trigo geneticamente modificado no mercado. O que de fato *sabemos* é que a sensibilidade ao glúten aumentou. O motivo ainda não está claro.

**Qual é o seu palpite?**
A razão mais provável para o aumento do índice de intolerância ao glúten não é tanto o glúten em si, mas o fato de termos danificado

a integridade natural de nosso trato gastrointestinal e do nosso microbioma – e de termos arruinado a nossa dieta. Coisas antes inofensivas agora podem ser prejudiciais; e coisas que podem ser prejudiciais, como antibióticos e outras substâncias químicas, são agora componentes regulares da nossa alimentação. Isso vale para o glúten e outros compostos.

**Portanto, as dores de cabeça e de estômago depois que eu como glúten podem não ter nada a ver com o glúten em si?**
Podem não ter nada a ver. Porém, como a sensibilidade ao glúten atinge 10 por cento das pessoas e está longe de ser rara, não descarte a possibilidade. Se estiver em dúvida, faça exames. Seria uma pena banir o glúten da alimentação sem uma razão objetiva para isso, pois os alimentos que contêm glúten são muito nutritivos. Mas, se o glúten for mesmo a causa dos seus problemas, você vai se sentir muito melhor sem ele. Há alternativas entre os cereais integrais.

**Se eu estiver entre os 90 por cento que digerem bem o glúten, deixar de consumi-lo pode fazer bem à minha saúde?**
Não. Quem estiver entre os 90 por cento e deixar de consumir glúten porque ouviu falar mal dele está cometendo um equívoco. Na verdade, banir o glúten da alimentação pode resultar na piora da qualidade geral da dieta, pois ele está presente no trigo, na cevada e em outros cereais, e sem cereais integrais fica mais difícil obter as fibras necessárias. Muitas dietas são deficientes em fibras (segundo o pesquisador Denis Burkitt, "Pelos padrões históricos e mundiais, toda a população dos Estados Unidos tem o intestino preso"), e isso vem piorando.

Há também outro problema: há MUITOS produtos industrializados sem glúten que exploram essa preocupação. Se você abrir mão do glúten sem motivo – apenas porque acha que evitá-lo é "bom" –, você se tornará vulnerável às campanhas publicitárias desse novo jeito de comer mal.

Algumas pessoas não toleram o glúten, mas ele não é uma proteína má, assim como amendoim não é um mau alimento – eles apenas causam alergia em alguns indivíduos. Evite o glúten apenas se houver uma boa razão para tal; caso contrário, consuma todos os cereais integrais, inclusive aqueles que contêm glúten.

# LEGUMINOSAS

**Não disseram, recentemente, que as leguminosas são venenosas?**
As leguminosas – que incluem todas as variedades de feijão, o grão-de-bico, a lentilha e a soja – são a mais importante fonte de proteínas do mundo e uma das melhores coisas que você pode colocar para dentro do seu corpo. Esta última teoria conspiratória alimentar – a de que a maior parte dos alimentos mais nutritivos contém integrantes de uma grande família de proteínas chamadas lectinas, e que as lectinas podem ser tóxicas – surgiu no livro best-seller *O paradoxo dos vegetais*, que é baseado em alguns estudos de cultura celular e em pesquisas sobre animais.

**"Podem ser tóxicas" soa muito mal.**
É um *clickbait*. Alguns estudos sugerem que as lectinas presentes nas leguminosas cruas podem ser tóxicas, mas a realidade é que ninguém come leguminosas cruas; elas são cozidas. E depois de cozidas elas não apenas não são tóxicas, como também são benéficas para a saúde: as leguminosas têm propriedades anticancerígenas e podem ajudar a reduzir o risco de doenças crônicas.

O que o bom senso lhe diz? As leguminosas são a fonte de proteínas mais importante do mundo, um alimento que a humanidade consome há pelo menos 10.000 anos, um ingrediente básico das dietas mais saudáveis e uma boa fonte de uma quase infinidade de nutrientes. Essas são razões suficientes para consumi-las ou você vai se assustar apenas porque um único sujeito diz que elas são venenosas?

**Então o consenso sobre as leguminosas é o de que...**
As pessoas que comem muitas leguminosas tendem a apresentar uma saúde melhor. As leguminosas são incrivelmente ricas em uma grande variedade de nutrientes, e incrivelmente ricas em fibras. Essas afirmações são comprovadas por todo tipo de evidências.

**Como as leguminosas contribuem para a saúde?**
De muitas maneiras. Elas fornecem as fibras de que precisamos. Também são ricas em vitaminas e minerais, e muitas ainda contêm

antioxidantes. E, como as leguminosas podem facilmente substituir a carne, o seu consumo provavelmente resulta em menor ingestão de gorduras saturadas.

Em geral, quando o consumo maior de A (leguminosas, por exemplo) significa o consumo menor de B (carne, por exemplo) e o resultado é mais benefícios à saúde, podemos nos perguntar se isso acontece por causa de mais A ou por causa de menos B? A resposta é: sim, provavelmente por causa das duas coisas.

**O negócio é deixar as lectinas pra lá?**
Sim. As leguminosas contêm lectinas. Assim como os cereais integrais. E as frutas, os legumes e as verduras. Vários dos alimentos mais saudáveis contêm lectinas. É preciso rejeitar o argumento absurdo de que as leguminosas contêm um composto potencialmente tóxico e que, portanto, tudo o que sabíamos sobre elas estava errado; esse é um completo mau uso da ciência. (Saiba mais sobre os limites da ciência no que diz respeito a alimentos e saúde na página 191.)

**E a soja? Ela é um pouco mais polêmica do que as outras leguminosas.**
Não há razão para isso. A soja é uma leguminosa com teor especialmente elevado de proteínas. E leguminosas são boas. Fim de papo.

Mas a soja se transformou em tantas coisas, e se apresenta de tantas maneiras, que a discussão ficou complicada.

**Boa parte da soja no mercado é geneticamente modificada, certo? Isso a torna mais perigosa?**
As pessoas que se preocupam com alimentos transgênicos costumam argumentar que não devemos comer soja porque os transgênicos são prejudiciais. Mas a engenharia genética pode criar produtos que sejam bons para nós; alguns acham que isso já aconteceu, outros não. É uma longa discussão. O problema dos organismos geneticamente modificados não é a tecnologia, mas o que foi feito com ela.

Então a questão não é se a soja é ou não transgênica, pelo menos não do ponto de vista nutricional. A questão é o que se faz com essa soja. A maior parte da soja cultivada no mundo serve para alimentar animais ou fabricar *junk food*. Um grão integral de soja transgênica provavelmente terá o mesmo impacto positivo no seu corpo do que um grão integral de soja não transgênica.

No momento, o principal problema das plantações de soja transgênica não é a composição dos alimentos fabricados com ela, mas o tratamento dado à lavoura. Em grande medida, o principal objetivo da engenharia genética é tornar as plantações tolerantes ao herbicida glifosato. O glifosato é tóxico para as pessoas e os animais. (Assim como outros pesticidas.)

**A soja é responsável por algum outro problema ambiental?**
A soja exerce um grande impacto ambiental porque há vastas plantações em que ela é a única cultura. (O mesmo acontece com o milho. E com o trigo. E com o algodão. E com a colza. E assim por diante.) As monoculturas são problemáticas porque prejudicam o meio ambiente e a saúde das pessoas: os fertilizantes, os pesticidas e os antibióticos contaminam os alimentos e os reservatórios de água; o solo é degradado; certas culturas são convertidas em etanol, alimento para o gado e *junk food*.

**Certo. Qual é o impacto da soja na nossa saúde?**
Qual soja? A soja em grãos, o *edamame*? Ou a soja dos alimentos industrializados, como salsichas e "frango" de soja?

**Bem, a salsicha de soja não é melhor que a salsicha de carne, já que é vegetariana?**
Na verdade, trata-se de *junk food* ultraprocessada que por acaso é feita de soja. Pode ser melhor, mas isso não a torna boa. Também existe *junk food* vegetariana.

**Ok. Incluir soja em grãos na minha dieta vai me deixar mais saudável?**
Sim. Segundo as pesquisas, o consumo regular de soja traz muitos benefícios à saúde. Isso não surpreende, pois a soja é uma leguminosa. Até mesmo tradicionais produtos processados, como o *tofu*, o *tempeh* e o missô podem ser considerados saudáveis. E o *tempeh* e o *tofu* são usados especificamente como substitutos da carne. Conforme perguntamos antes: você está comendo isso em vez do quê? As dietas ricas em soja costumam ter menos carne. Esse é um ponto-chave.

**O benefício vem da eliminação da carne ou da adição da soja?**
De ambas, provavelmente. É quase impossível separar os efeitos dos dois movimentos, pois eles acontecem ao mesmo tempo.

**Vale o mesmo raciocínio para outras fontes de proteína vegetal, como os feijões, o grão-de-bico e a lentilha?**
Com certeza. Toda dieta que tem como base as leguminosas, e não a carne, é mais saudável do que uma dieta que priorize a carne em detrimento das leguminosas. Quando as pessoas começam a adicionar grandes quantidades de carne à sua dieta tradicional, sua saúde declina. (Ocorre que, junto com a carne, elas também aumentam o consumo de açúcar e *junk food* em geral. A dieta norte-americana padrão é um padrão ruim.)

> Toda dieta que tem como base as leguminosas, e não a carne, é mais saudável do que uma dieta que priorize a carne em detrimento das leguminosas.

**Mas há algo de excepcional na soja? Algo que as outras leguminosas não têm?**
Sim. Ao contrário da maioria das outras leguminosas, a soja é rica em fitoestrógenos, compostos vegetais que produzem alguns dos efeitos do estrógeno, hormônio que contribui para a saúde dos ossos e do coração das mulheres.

**Mas não existe uma preocupação com os fitoestrógenos?**
Experimentos em animais com produtos com alta concentração de soja mostram o risco de aparecimento de câncer. (Essa também é a razão da polêmica em torno da reposição hormonal na menopausa.) No entanto, a inclusão de soja em grãos na dieta é benéfica.

Digamos que você passe a comer mais soja no lugar de *cheeseburgers*, que também não oferecem tanto risco de câncer. O efeito final dessa substituição parece ser benéfico. Lembre-se de que estamos falando de soja em grãos e de produtos de soja minimamente processados, como o *tofu*, o leite de soja e o *tempeh*. Esses alimentos são completamente diferentes de salsichas ou sorvetes de soja, que podem conter até vinte outros ingredientes; em produtos como esses, a soja é apenas mais um item.

# LATICÍNIOS

**Já que vocês falaram em leite de soja, vamos conversar sobre os laticínios: são bons ou ruins?**
São bons, ruins e mais ou menos. Há quem defenda apaixonadamente que os laticínios fazem bem à saúde; e há quem defenda entusiasticamente a ideia de que eles são péssimos para a saúde. O mais interessante é que algumas das respostas contraditórias mais candentes são baseadas nas mesmas considerações. Já vamos entrar em detalhes, mas primeiro queremos lembrar a pergunta: "Em vez do quê?"

O que os laticínios estão substituindo na sua alimentação? E o que eles poderiam substituir? O consumo de laticínios pode melhorar uma dieta ruim ou piorar uma dieta boa. (Ao fazer essas escolhas, é claro, há também a questão de como as pobres vacas são tratadas, e do impacto ambiental de manter dezenas de milhares de animais em uma fazenda.)

Há dois fatores a ponderar: se os seres humanos estão adaptados ao consumo de laticínios e se eles são algo "normal" na dieta humana; e se todos os laticínios são iguais.

**O que propõem os detratores dos laticínios?**
As pessoas que acreditam que os seres humanos não estão adaptados ao consumo de laticínios pensam na Idade da Pedra e afirmam que estamos adaptados a deixar de lado o leite assim que desmamamos. Trata-se de um argumento robusto, que diz respeito não apenas ao *Homo sapiens*, mas também a todos os mamíferos.

**É verdade que depois da amamentação não conseguimos mais digerir muito bem os laticínios?**
Uma das principais características dos mamíferos é que bebemos o leite de nossa mãe. O leite materno contém um açúcar chamado lactose; é um açúcar complexo, um dissacarídeo. Para conseguirmos colocar o leite materno na corrente sanguínea, temos de separar esse açúcar, e, para tal, precisamos de uma enzima chamada lactase.

**Se nascemos com uma enzima para digerir o leite, como tantas pessoas são intolerantes à lactose?**

Todos nascemos com um gene que diz ao nosso corpo para fabricar lactase, e todos o fazemos. Porém, durante o crescimento, algo interessante acontece à maioria das pessoas: o gene responsável pela fabricação da lactase é desligado, e os mamíferos perdem a capacidade de digerir a lactose.

**Por que o gene responsável pela fabricação da lactase é desligado?**
Obviamente, trata-se de uma programação do gene. Ele funciona apenas quando o bebê ou o filhote nascem. Quando estes param de tomar o leite materno, o gene deixa de funcionar, na suposição de que nunca mais será necessário.

**Então é por isso que não consigo comer laticínios?**
Algumas pessoas conseguem, outras não (quem não consegue é a maioria), mas, do ponto de vista da evolução, não somos adaptados a consumir leite após a infância, e ninguém precisa dele. Na maior parte da história animal, essa enzima nunca foi necessária depois desse período inicial, pois simplesmente não há reservatórios de leite na natureza.

**Algum outro mamífero bebe leite depois da infância?**
Alguns mamíferos *podem* beber leite depois da infância, mas só os "domesticados" – nós e nossos gatos –, e talvez alguns animais em zoológicos.

**Se pensarmos a questão do ponto de vista evolutivo, parece bem difícil argumentar em contrário.**
Aparentemente, sim, mas os defensores dos laticínios usam as mesmas evidências para afirmar o contrário. Eles dizem que a biologia evolutiva e a adaptação não terminaram 50.000 anos atrás ou 15.000 anos atrás, e que as forças evolutivas continuam em ação. Se usarmos o conceito de adaptação para determinar quais alimentos são bons, então o que é bom vai variar ao longo do tempo.

**Então estamos evoluindo para beber leite?**
Desde os primórdios da agricultura, cerca de 10.000 anos atrás, na Mesopotâmia, os seres humanos se espalharam por todo o mundo e encontraram toda sorte de dificuldades alimentares. Os que foram para o norte e colonizaram as regiões do mundo de clima mais frio e hostil (como os *vikings*, por exemplo) tiveram de usar a criatividade para se alimentar.

Os *vikings* estavam sujeitos a períodos significativos de ausência de plantas para comer durante os longos invernos do norte europeu. É claro que comiam alguma carne; mas eles sabiam que passariam fome se comessem todos os animais que encontravam. Assim, começaram a extrair nutrientes de onde pudessem.

**Começaram a beber o leite de outros animais.**
Exatamente.

**Portanto, nós nos voltamos para o leite não por curiosidade ou pelo fato de o acharmos gostoso, mas por desespero.**
Muito desespero. Grande parte da diversidade dietética da humanidade teve origem no desespero. Imagine que você foi a primeira pessoa a olhar para uma lagosta e dizer: "Qual será o gosto disso?" Da mesma maneira, dá para imaginar a primeira pessoa a consumir o leite de outra espécie? Isso é desespero. (Não é algo relevante, pois este hábito não se disseminou como o consumo de laticínios, mas os mongóis bebiam o sangue de seus cavalos sempre que necessário. Desespero.)

É improvável que as pessoas pensassem: "Uau! Este leite vai ser uma delícia!" Na verdade, elas estavam famintas e imaginaram: "Se esse leite mantém vivo um cabrito, vai fazer o mesmo por mim".

**Mas esses *vikings* que foram os primeiros seres humanos a consumir laticínios... eles não tinham a enzima lactase para digeri-lo, certo?**
Foi um problema. Mamíferos adultos não produzem lactase, e todos os laticínios contêm lactose. Portanto, sua capacidade de digerir, metabolizar e se beneficiar dos laticínios estava prejudicada. É muito provável que tenham tido problemas digestivos quando beberam esse leite; mas, você há de concordar, é melhor ter problemas digestivos do que passar fome.

**E o que aconteceu ao longo do tempo?**
Aconteceu a seleção natural. Se os genes são instruções e estão propensos a mutações, então no final haverá versões alternativas de genes com instruções alternativas. Em algum ponto da evolução, e ninguém sabe exatamente quando, algum escandinavo – vamos imaginar que foi uma

escandinava chamada Gunhilde – teve a versão mutante do gene, com instruções para manter a enzima lactase para além da infância. Quando a sua tribo – na Groenlândia, digamos – enfrentou escassez de nutrientes e todos tentavam se virar com o que estava disponível, Grunhilde conseguiu digerir o leite que os outros não digeriam tão bem. Assim, como extraía uma nutrição melhor do leite, ela se tornou mais saudável e mais apta a sobreviver. Sobreviveu à fome que matou outros membros da tribo e viveu para se acasalar novamente. Seus filhos, ao menos alguns deles, provavelmente também produziam lactase depois da infância, o que lhes deu uma vantagem competitiva. Você já sabe aonde isso nos leva.

**É assim que funciona a seleção natural?**
Em parte, sim. Mais concretamente: pela seleção natural, os genes que favorecem a sobrevivência são passados de geração em geração. As pessoas que sobrevivem são muito melhores em procriar do que as pessoas que não sobrevivem. (Dito de outra maneira: quem não vive o suficiente para procriar contribui para uma ancestralidade fraca.) Nas populações do norte da Europa, especialmente as escandinavas, as instruções do gene mudaram, e o padrão estabelecido se tornou o de continuar fabricando a enzima lactase. Isso é biologia evolutiva. Isso é adaptação.

**Mas esse tipo de mudança não demora milhares e milhares de anos?**
Nem sempre. Dependendo da magnitude do estresse, a biologia evolutiva pode mostrar efeitos muito rápido. Em todo caso, neste gene específico, as opções são apenas "ligado" e "desligado". Quando a adaptação é simples e acontece prontamente com uma mudança nas instruções de um gene (conhecida como controle epigenético), ela pode se dar rapidamente.

É impossível saber os detalhes – e além disso não somos antropólogos –, mas podemos afirmar com segurança que, para os *vikings*, a probabilidade de sobreviver ao inverno aumentava de maneira significativa entre aqueles que conseguiam digerir o leite de maneira eficiente.

**A tolerância à lactose depende de um parentesco com os *vikings*?**
Hoje, cerca de 95 por cento da população oriunda do norte da Europa – e não apenas os descendentes dos *vikings* – está biologicamente adaptada a digerir leite pelo resto da vida.

**E quem não tem relação com o norte da Europa?**
Nas populações que nunca tiveram de enfrentar esse tipo de pressão pela sobrevivência – aquelas que descendem de ancestrais da Ásia, da África e da América pré-colonial –, cerca de 95 por cento das pessoas são intolerantes à lactose. Os outros grupos populacionais variam de um extremo a outro.

**Como saber se sou intolerante à lactose?**
A intolerância à lactose não é rara e normalmente é muito óbvia para seus portadores. A maioria das pessoas – nem de longe todos, mas a maioria – digere leite muito bem pela vida afora. E algumas com intolerância a esse açúcar não conseguem beber leite, mas comem queijo, que contém bem menos lactose.

**Quem é tolerante à lactose deve ou não consumir laticínios?**
O consumo de laticínios é hoje uma das questões mais controversas da nutrição. Em primeiro lugar, os laticínios compõem uma categoria de alimentos: leite, manteiga e nata (a camada gordurosa do leite); os laticínios em estado natural, que tendem a ter concentração maior de gorduras; os mesmos laticínios com as gorduras removidas (semidesnatados ou desnatados); e os laticínios fermentados, como queijos e iogurtes, que produzem uma série de bactérias benéficas para o nosso organismo.

Há também muita discussão ética em torno do consumo de laticínios, e algumas são justificáveis. Os vegetarianos estritos e os defensores da causa animal argumentam com propriedade que o consumo de laticínios é problemático do ponto de vista ético, para não dizer totalmente errado. Além disso, a produção de laticínios tem alto impacto ambiental devido ao imenso consumo de água e a uma prodigiosa produção de gases de efeito estufa.

Por sua vez, os argumentos nutricionais são complicados. Não queremos ser dogmáticos a esse respeito, por isso encorajamos um comportamento flexível.

**Os laticínios promovem benefícios comprovados para a saúde?**
Há uma polêmica em torno desse assunto, mas já está bastante claro que os laticínios não acrescentam nenhum benefício a uma dieta que já seja

excelente. Os vegetarianos estritos vivem muito bem sem eles, que têm seu lado ruim. Por outro lado, se o leite estiver substituindo o refrigerante, essa é uma boa troca. Assim como é uma boa troca consumir iogurte com pouco açúcar em vez de sorvete.

### Não existe nenhum benefício incontroverso do consumo de laticínios?

Alguns estudos mostraram que as crianças que tomam leite regularmente têm menos problemas de peso. Para os profissionais da indústria de laticínios, essa é uma prova de que o leite é importante para a saúde das crianças.

### Então o leite é bom para as crianças, como sempre se acreditou?

Em comparação aos refrigerantes e aos sucos adoçados, o leite é melhor. É uma bebida nutritiva e saciante, ao passo que os refrigerantes são destituídos de nutrientes, doces demais e estimulantes do apetite.

Porém, filhos de vegetarianos estritos têm ainda menos problemas de peso, o que mostra que não é preciso consumir leite para ter peso normal.

### As gorduras dos laticínios são tão saudáveis quanto as que existem no abacate, nas nozes ou no azeite de oliva?

Não. Não há nenhuma evidência de que as gorduras dos laticínios sejam benéficas por si sós, especialmente no contexto de uma dieta bem montada. No entanto, as gorduras são diferentes entre os vários tipos de laticínio, especialmente os fermentados. Pesquisas em andamento sugerem haver uma diferença entre as gorduras do leite e as gorduras dos queijos e iogurtes. Talvez haja diferença até mesmo entre os vários tipos de queijo. O que podemos afirmar com segurança é que os produtos de origem animal, inclusive os laticínios, não devem ser a *principal* fonte de gordura da dieta.

### Qual o argumento para eu não incluir laticínios integrais na minha alimentação?

Eles são uma fonte concentrada de gorduras saturadas, e – conforme discutiremos mais adiante neste livro – as gorduras saturadas causam problemas e já são excessivas na dieta da maior parte das pessoas. As evidências disponíveis sugerem que os laticínios não são a melhor opção, a menos que estejam substituindo alimentos nutricionalmente pobres. O contexto faz diferença.

**Integral, desnatado e semidesnatado fazem diferença?**
Muitos laticínios desnatados e semidesnatados são produtos altamente processados. O leite semidesnatado é fabricado por um simples processo físico: a gordura é removida da superfície do leite. Mas os produtos *fat free half and half* são uma abominação que não poderia existir na natureza nem numa forma minimamente processada. São um Frankenstein alimentício. E não servem para substituir nada.

**Qual é o argumento em favor dos laticínios integrais?**
O efeito saciante dos laticínios integrais é um ponto a considerar. Um copo de leite integral provavelmente sacia mais do que um copo de leite desnatado. Portanto, se esse copo de leite integral ajuda a manter um mau alimento fora da sua dieta, ele é bom.

Mas você não precisa do leite especificamente; só precisa evitar o mau alimento que ele estaria substituindo. Se a sua alimentação já for rica em alimentos integrais e em gorduras saudáveis – aquela que vem das frutas oleaginosas, das azeitonas, do abacate, das sementes e dos peixes –, o leite não oferece nenhum benefício adicional; na verdade, suas gorduras podem ser prejudiciais.

**Vocês estão dizendo que o único benefício do leite integral à saúde é o efeito de saciedade?**
Se a sua alimentação já for constituída de alimentos nutritivos, você não precisa do leite integral. O fato de ser tolerante à lactose não significa que você *deva* beber leite. Significa apenas que você pode.

**Algumas pessoas afirmam que boa parte dos nutrientes do leite está nas gorduras.**
Parte do leite comercializado nos supermercados é fortificada com as vitaminas A e D. Como são lipossolúveis, provavelmente estarão mais disponíveis na versão integral. Por outro lado, o cálcio é solúvel em água, e o leite desnatado oferece mais cálcio na comparação grama por grama. O mesmo vale para os outros minerais.

**Então, se eu quiser beber leite por causa do cálcio, a melhor opção é o leite desnatado; porém, se quiser vitaminas, a melhor escolha é o integral?**
Sim – caso a escolha de um alimento para priorizar alguns de seus nutrientes realmente tenha sentido. Esses nutrientes são importantes, mas há muitas outras maneiras de obtê-los: para começar, atualmente vários outros produtos são fortificados com eles. Além disso, nosso organismo produz vitamina A a partir de precursores como o betacaroteno (mas também de outros carotenoides), presente na cenoura. A vitamina D nós produzimos ao expor a pele ao sol. Assim, se a finalidade for obter as vitaminas A e D, você pode deixar de lado os laticínios e tomar suplementos, por exemplo. (Saiba mais sobre a vitamina D e outros suplementos na página 179.) Em relação aos nutrientes adicionados, a diferença entre o leite integral e o desnatado é muito modesta – em nossa opinião, não há por que escolher um em detrimento do outro. Faça essa escolha tendo em vista o teor de gorduras, que varia consideravelmente, mas não por causa do cálcio ou das vitaminas A e D.

**Queijo faz bem ou devo manter distância dele?**
A melhor resposta é que você deve comer queijo muito de vez em quando. O queijo é uma fonte concentrada de calorias das quais você provavelmente não precisa, é uma fonte concentrada de gorduras saturadas que provavelmente não são benéficas e podem ser prejudiciais, e é uma fonte concentrada de sódio, que a maioria de nós já consome em excesso. Com certeza você não *precisa* comer queijo.

Ultraprocessados como o queijo fundido – a principal fonte de calorias de *junk food* à base de queijo – não são queijo de verdade. Além de levarem corantes, saborizantes etc., seu conteúdo de queijo é manipulado de maneiras inimagináveis.

**Vocês disseram que as gorduras do queijo e do iogurte podem ser diferentes das gorduras do leite. O que isso significa?**
Os laticínios fermentados possuem uma longa lista de ácidos graxos saturados com diferentes efeitos metabólicos. Os queijos vêm de animais diversos e são fabricados com uma variedade de culturas, o que resulta em combinações incomuns de ácidos graxos com efeitos variados sobre a saúde. Neste momento não é possível estabelecer um veredicto; pode haver benefícios e problemas dos quais nada sabemos.

### E fermentados como o iogurte?
Evite os iogurtes adoçados – o açúcar e outros aditivos mudam completamente a equação. Os iogurtes naturais de boa qualidade oferecem os benefícios do leite junto com alguns probióticos, que são bons. Além disso, o processo de fermentação altera a composição das gorduras do laticínio; como o queijo, o iogurte tem ácidos graxos menos comuns que outras gorduras saturadas.

### Como os laticínios fermentados afetam o meu microbioma?
Os queijos e os iogurtes são fermentados com culturas ativas que parecem exercer efeitos positivos sobre o microbioma (veja página 184). Não é preciso dizer que esta é uma área de pesquisa em constante evolução. O essencial é que você consuma laticínios fermentados com moderação, pois eles não oferecem nenhum benefício cientificamente estabelecido – e apenas se você gostar deles.

Existem muitos alimentos ricos em proteínas com benefícios bem documentados para a saúde: leguminosas, sementes, frutas oleaginosas e cereais integrais, entre outros. Se você deseja melhorar sua saúde pela alimentação, não precisa acrescentar queijos e iogurtes a essa lista. Isso não significa que você tem de eliminá-los da dieta, mas que não deve usá-los como base da alimentação nem pensar que eles salvarão sua vida.

# CARNE

### Primeira grande dúvida: devo comer carne?
A ideia predominante – que pode ser facilmente contestada – é a de que precisamos de carne para sermos grandes e fortes. Mas os cavalos são muito maiores e mais fortes do que nós e não comem carne; nem os elefantes, que são os maiores e mais fortes animais terrestres do planeta.

O fato é que os animais *são capazes de produzir músculos a partir de qualquer alimento que estejam adaptados a comer*. Os seres humanos são onívoros, estão adaptados a comer plantas e carnes. Podemos construir todos os músculos de que necessitamos a partir de qualquer um desses alimentos. Temos escolhas. A carne é opcional.

### Mas a carne não é a melhor fonte de proteínas?

Esse é o segundo argumento em prol do consumo de carne: a oferta de proteínas de alta qualidade. Porém, conforme discutiremos na página 150, não precisamos de tanta proteína quanto nos fazem crer.

A maioria de nós come proteínas *demais*, mas podemos conseguir a totalidade do que precisamos sem carne. Sejamos claros: uma boa fonte de proteínas não é necessariamente uma boa fonte proteica. Há "boas" fontes de proteínas de alta qualidade que prejudicam tanto a saúde quanto o meio ambiente. E há alimentos bons para a saúde e ainda melhores para o meio ambiente que ofertam muitas proteínas com toda a qualidade necessária – acreditamos que eles são a *melhor* fonte proteica. Veja a seção sobre as leguminosas, na página 103.

### Do ponto de vista exclusivamente nutricional, a carne é um alimento saudável?

Especialistas da Universidade Curtin, na Austrália, escreveram um artigo chamado "A carne é um problema de saúde complexo, mas simples da perspectiva climática: o mundo precisa comer menos carne". A resposta está aí.

O argumento nutricional é sutil: quem se alimenta basicamente de plantas comestíveis com certeza tem espaço na dieta para acrescentar a carne sem que ela traga prejuízos à saúde. Porém, para quem consome gorduras saturadas em excesso, provenientes de fontes diversas (laticínios e embutidos, por exemplo), a carne não é saudável.

Caso você não coma muitas plantas comestíveis, a carne é um dos primeiros alimentos a serem substituídos por elas.

Uma coisa é clara: em todas as dietas que concorrem ao título de "melhor padrão alimentar", a carne está totalmente ausente ou é consumida em porções pequenas.

### O tratamento que o animal recebe define quanto aquela carne é "saudável"?

É claro que a qualidade da carne é um fator importante a considerar. Há diferenças significativas na composição da carne dependendo da alimentação e do padrão de atividade do gado (por exemplo). Em comparação à carne de animais alimentados com cereais, a carne de gado que pasta livremente e se alimenta apenas de grama tem menos gorduras saturadas e mais ômega-3, uma clara vantagem. E há uma diferença ainda maior entre a carne minimamente processada e a das salsichas.

Mas é importante observar que essas ainda são diferenças pequenas quando comparadas às diferenças nutricionais entre a carne e as leguminosas.

### Se eu fosse vegetariano, deveria pensar em acrescentar carne de boa procedência ao meu prato?

Não existe nenhuma evidência que sustente a tese de que a carne traga benefícios para a saúde. A despeito da qualidade dela, substituir as leguminosas pela carne é rebaixar a dieta.

### Bem... a carne é um ingrediente importante na alimentação de qualquer pessoa?

Se essa pessoa morar num lugar em que há muita comida disponível, a resposta é não. Nos Estados Unidos, por exemplo, *ninguém* sofre de deficiência de proteínas, e ninguém "precisa" comer carne.

A exceção são os indivíduos que passam fome ou os idosos confinados em casa. Estes podem ser acometidos de uma doença chamada sarcopenia, que é a perda de massa e força muscular, e a carne é útil na prevenção do problema.

Por falar nisso, esse tipo de coisa explica por que passamos o tempo todo ouvindo sobre pesquisas nutricionais conflitantes. Procuramos uma resposta única, mas na vida real o mais provável é que a resposta seja: depende! Está passando fome? A carne é muito melhor que a fome. Superalimentada? A pessoa não só não precisa de carne como viveria melhor sem ela. É óbvio que essas duas situações podem acontecer – e acontecem. Porém, se usadas para fazer barulho em vez de informar, elas podem resultar em manchetes contraditórias.

### Por que fomos levados a acreditar que a carne é a melhor fonte de proteínas?

Uma das razões para o fascínio pela carne tem a ver com a definição da qualidade biológica das proteínas (que acreditamos que precisa mudar). Outra razão, naturalmente, é o *lobby* da indústria.

**Como se definem as proteínas atualmente e que mudanças precisam ser feitas?**
A definição atual considera a concentração de proteínas numa porção do alimento (por exemplo, 20 gramas por porção), a distribuição dos aminoácidos essenciais e a digestibilidade desses aminoácidos (essencialmente, a facilidade com que as proteínas são quebradas e entram na corrente sanguínea).

O que falta na definição de "proteínas de qualidade" é a qualidade do alimento que carrega as proteínas. O problema é que usamos a palavra "qualidade" de maneira enganosa, pois ela se refere às proteínas presentes no alimento, e não ao alimento em si. Porém, o alimento é muito mais importante, especialmente porque (conforme apontaremos na página 150) NÃO precisamos depender de um único alimento para obter proteínas. Ao contrário, podemos consegui-las com um conjunto de alimentos variados e equilibrados ao longo de um dia comum. Já fazemos isso. Se você está lendo este livro, garantimos que você não tem carência de proteínas. A qualidade da comida deveria refletir seus benefícios para a nossa saúde geral – e talvez para a saúde do planeta. A definição bioquímica de "proteínas de qualidade" não leva nada disso em consideração e pode muito bem conduzir as pessoas ao caminho oposto ao da saúde.

**Quando alguém diz que um alimento é fonte de proteínas de alta qualidade, eu imagino que seja algo bom para mim.**
Exatamente. Quando, na verdade, a carne não é preferível a nenhuma outra fonte de proteínas. Lembre: devemos basear nossa dieta em alimentos, e não nos nutrientes que compõem os alimentos. Eis uma boa analogia: imagine uma locomotiva a carvão entregando painéis solares. Painéis solares = bom para o meio ambiente; locomotiva a carvão = não tão bom! Sim, precisamos de proteínas, mas há melhores fontes do que a carne.

Passemos a perguntar: "A adição deste alimento à dieta típica melhora a dieta e traz benefícios à saúde?" E também: "O consumo deste alimento beneficia ou prejudica o meio ambiente?" A melhor e mais moderna definição de "proteínas de qualidade" reflete não apenas a qualidade das proteínas, mas a qualidade total – sob todos os pontos de vista – do alimento que as contém. A partir de tal definição, as leguminosas ocupam o primeiro lugar do *ranking*, e não a carne – seja ela de boi, de porco ou de frango.

**Essa abordagem parece mais holística.**
E é. Também achamos que ela reflete melhor o que entendemos pela palavra "qualidade": algo preferível, algo que queremos. Para que um alimento seja considerado uma fonte de proteínas de alta qualidade, em primeiro lugar deveria ser um alimento cujo consumo é estimulado por causa de seus benefícios à saúde. Não tem sentido que as "melhores" fontes de proteínas sejam não recomendadas a quem quer melhorar a saúde.

**Mas eu gosto de carne!**
Essa é uma boa razão para consumir carne; o prazer é um dos fatores de decisão do que comemos. Mas você provavelmente pode diminuir o consumo. No conjunto, os norte-americanos deveriam reduzir o consumo de carne em 90 por cento.

**Então tudo bem se eu comer carne com moderação?**
Comer carne com moderação é uma ótima providência para abrir espaço no prato para os nutrientes de origem vegetal e para consumir menos gorduras saturadas. Quanto menos carne você comer, mais espaço haverá para feijões e lentilhas, por exemplo. O único problema da "moderação" é que se trata de um conceito vago. Ela pode ou não ser um bom ponto de partida; vai depender de onde você desenhar a linha.

**Mas, deixando o meio ambiente de lado, qual é o problema com a carne?**
A carne vermelha, principalmente, é uma fonte concentrada de gorduras saturadas, que já consumimos em demasia. Altos níveis de gorduras saturadas aumentam o "mau" colesterol (LDL) no sangue e a inflamação, além de entupirem as artérias. E tudo isso aumenta o risco de infarto, derrame, diabetes, câncer e demência.

**Faz diferença a parte do animal que a gente come?**
O corte da carne pode ser algo a considerar. Basta ver que a composição de cada corte é diferente. A parte que tem mais gordura aparente, como as costelas e o *bacon*, tem mais gorduras saturadas do que os cortes magros. Mas a carne magra também é problemática; então o corte não é o problema principal.

Sejamos claros: tal como acontece em outras discussões sobre alimentação, as alegações sobre as gorduras saturadas também são enganosas e contraproducentes. A questão principal não é se as gorduras saturadas em si são boas ou ruins para nós. O desequilíbrio é que nunca é bom; boas dietas são dietas equilibradas. Essa é uma verdade universal.

**Vocês também disseram que a carne prejudica o meio ambiente.**
É difícil falar sobre carne sem mencionar seu impacto ambiental, pois a pegada de carbono da carne vermelha é extraordinária e incomparável. A criação de gado bovino contribui maciçamente para a emissão de gases de efeito estufa; a substituição da carne por leguminosas reduziria as emissões em cerca de 50 por cento. Uma vez que não haverá ninguém saudável num planeta cozido, esse argumento precisa fazer parte – a maior parte – das conversas sobre saúde.

**Por que a pecuária bovina é assim tão nociva?**
O gado produz metano no trato gastrointestinal e o libera na atmosfera, e o metano é uma fonte muito potente de carbono atmosférico. Além disso, o gado consome imensas quantidades de grãos e água. Os bois são a fonte de proteínas menos eficiente do mundo.

Se o planeta limitasse o consumo de carne apenas a quem tem carência de proteínas ou a quem está passando fome, haveria enorme redução do impacto ambiental da pecuária, mais igualdade e justiça social no sistema alimentar, e mais saúde para todos.

**E se eu trocar meus hambúrgueres por um sanduíche de frango grelhado?**
Novamente, a pergunta é: "Em vez do quê?" Sim, frango é melhor do que carne vermelha, embora também seja uma fonte concentrada de gorduras saturadas, semelhante aos cortes magros de carne vermelha. (O peru é um pouco mais magro.) Mesmo assim, faz diferença saber com o que as aves foram alimentadas e se puderam fazer algum exercício. Além disso, o fato de estar comendo carne provavelmente significa que a pessoa come menos leguminosas ou outras plantas comestíveis, que são sempre uma escolha melhor. (A propósito, o pão branco desse sanduíche deve ser nutricionalmente inútil, ou pior que isso.)

### E o frango caipira?

Os animais criados soltos são mais magros e costumam ser mais saudáveis que os confinados; os animais que comem sua dieta natural (no caso das galinhas, migalhas, larvas de insetos e grãos; no caso do boi, grama) também são melhores. Todos os animais são aquilo que eles comem, de maneira que a composição de seus músculos é impactada pela alimentação – e, naturalmente, pelos exercícios que fazem.

### E a carne de porco?

A carne de porco é um pouco melhor do que a carne bovina, embora nutricionalmente isso dependa do corte. Os porcos vêm logo depois dos bois no que diz respeito à emissão de gases de efeito estufa, e a esta altura são quase inteiramente criados em escala industrial, o que significa bastante poluição e pouco ou nenhum bem-estar animal.

### E o cordeiro?

A carne de cordeiro é um pouco mais magra que a carne bovina (embora isso também dependa do corte e do estilo de vida do animal), e as ovelhas costumam ser alimentadas com sua dieta natural e criadas em circunstâncias em que podem se exercitar. É importante saber com o que os animais são alimentados e como são tratados. Por essa razão, o ideal é comprar carne produzida no local, em uma fazenda próxima onde você possa observar a criação dos animais. (Saiba mais sobre alimentos locais na página 86.)

### E os animais selvagens?

Nenhuma carne é uma fonte de proteínas de "alta qualidade" (segundo nossa nova definição, na página 116) tão boa quanto as fontes vegetais. Num contexto em que a alimentação é rica em gorduras saturadas e deficiente em nutrientes vegetais, a conclusão sobre todas as carnes é a mesma: elas devem compor uma proporção pequena da dieta.

Dito isso, a carne de animais selvagens é, de certa maneira, a melhor opção – no mínimo porque provavelmente será consumida apenas de vez em quando. Se você dissesse que come carne apenas quando consegue algum animal selvagem – ou a carne de um animal muito, muito bem tratado e criado –, estaria sendo razoável. É claro que 8 bilhões de *Homo sapiens* famintos não poderiam dizer o mesmo, a menos que todos comêssemos menos carne. Ponto-final.

## CARNE *FAKE*

**Qual é o seu conselho sobre as carnes alternativas?**
Quais alternativas? Qual carne? Os benefícios da substituição da carne por proteína vegetal dependem da qualidade da composição de ambos. Por exemplo, é mais importante tirar da dieta os embutidos do que a carne vermelha propriamente dita; é mais importante eliminar a carne gorda e industrializada do que a carne magra produzida localmente, em pastagens; é mais importante eliminar a carne do que o peixe; e assim por diante. Há grande variedade de plantas comestíveis que funcionam como alternativa, mas os benefícios também variam segundo sua composição.

**Eu estava pensando na carne *fake*, como as versões "do futuro".**
Você e todo mundo. A vantagem desse tipo de produto, que certamente pode ser classificado como ultraprocessado, é que ele pode conquistar as pessoas que de fato gostam de carne, que a comem todos os dias e que *não* estão inclinadas a trocá-la por leguminosas; e também as pessoas que querem comer menos carne, mas têm dificuldade para fazer isso. Não se sabe ainda se esse tipo de produto oferece algum benefício, mas com certeza ele tem menos impacto ambiental do que a carne e é melhor para os animais – duas boas razões para levá-lo em conta. Tanto para onívoros quanto para vegetarianos, ele pode ser uma boa escolha para matar a vontade ocasional de comer carne, além de ser uma opção "vegetariana" em um restaurante. Como sempre, a questão é: "Em vez do quê?" Em vez de um hambúrguer convencional? Com certeza. Em vez da maioria dos pratos feitos do zero com ingredientes frescos? Provavelmente não. Trata-se de um alimento ultraprocessado.

Resumindo: se quiser comer carne, cuide para que ela ocupe pouco espaço na sua dieta e seja de boa procedência – de animais bem alimentados, bem tratados e que tenham tido a oportunidade de se exercitar. Se você não come carne, quanto mais se limitar aos produtos de origem vegetal, melhor; eles são melhores para nós, para os animais e para o meio ambiente.

**Qual a conclusão então?**
É importante levar em consideração tanto aquilo que você elimina quanto aquilo que o substitui. Para o bem do planeta, quanto menos carne for consumida, melhor; em especial, a carne vermelha. Se você é incapaz de renunciar à carne a menos que os vegetais consigam imitá-la, então experimente produtos como o Futuro Burger. Porém, se tiver disposição para ficar apenas com os vegetais, tanto melhor para você.

# PEIXES

**Peixe é saudável, certo?**
Comer peixe fará muito bem, mais uma vez, lembre: "Em vez do quê?" Peixe em vez de carne: certamente. Peixe em vez de vegetais: talvez não. Porém, ao contrário dos animais terrestres, os peixes (ao menos os gordos) são uma excelente fonte de ácidos graxos ômega-3 (veja página 132).

**Posso consumir bastante ômega-3?**
Não sabemos. Os inuítes vivem basicamente de animais marinhos e são o grupo com os maiores índices de ingestão de ômega-3. No entanto, embora o ômega-3 seja benéfico para quem não o consome muito, não está claro se os inuítes tiram algum benefício do seu grande consumo. Eles não têm índices de doenças cardíacas especialmente altos, mas também não são particularmente longevos. Assim, parece haver limites para a ação do ômega-3.

**E as toxinas dos peixes, aquelas que mantêm as grávidas longe do *sushi*?**
Há preocupação com as substâncias contaminantes dos peixes, em especial de espécies predatórias, como o peixe-espada e o atum. Pelo processo de bioacumulação, as toxinas (como o mercúrio) se concentram na carne dos peixes pequenos, depois na carne dos peixes maiores que os comem, e assim por diante. É por isso que as maiores concentrações de toxinas de contaminação hídrica (metais pesados e cloro) ocorrem em peixes grandes.

**Por que os metais pesados e outras substâncias são preocupantes durante a gravidez?**

A exposição de um feto em desenvolvimento às altas doses de metais pesados presentes nos peixes (ou em qualquer outra fonte) seria problemática: a mãe, um corpo adulto, e o feto são expostos à mesma dose, e o embrião em formação tem vulnerabilidades que o corpo adulto não apresenta.

**Ainda que não haja gravidez, deve-se evitar comer peixes grandes?**
Sim – ou, pelo menos, limitar a sua ingestão. Mas comer peixe, mesmo os grandes predadores, é melhor para a saúde do que não comer, a despeito da bioacumulação de toxinas. Ou seja, os benefícios de comer peixe superam os prejuízos, desde que não haja gravidez. É bom variar os tipos de peixe na dieta. Portanto, não fique só no atum.

**Qual é o tipo de peixe mais saudável?**
Peixes gordos selvagens, como o salmão, o carapau e a sardinha, que são ricos em ômega-3. Mas os peixes que não contêm muito ômega-3 ainda são uma boa fonte de proteínas magras, muito melhor do que a carne de animais terrestres.

**Acrescentar peixe a uma dieta vegetariana estrita é bom para a saúde?**
Não sabemos. Isso nunca foi pesquisado, não há dados disponíveis. O estudo clínico ideal levaria uma vida: comparar os efeitos de uma excelente dieta estritamente vegetariana com os efeitos de uma excelente dieta pescetariana sobre a longevidade. Um bom começo seriam estudos breves que avaliassem diversos biomarcadores. Esse tipo de estudo pode e deve ser feito, mas ainda não há nenhum.

As evidências genéricas de que dispomos sugerem que acrescentar peixe à dieta ocidental moderna convencional é benéfico, pois o provável é que ele substitua outros tipos de carne. Porém, não existe nenhum dado que sugira que substituir alimentos de origem vegetal por peixe traga qualquer benefício.

**Qual é o impacto ambiental do consumo de peixe?**
A pesca está destruindo o ecossistema oceânico, devastando e extinguindo várias espécies, arruinando o solo dos mares. A aquacultura (criação de peixes) é semelhante à agricultura: polui, utiliza muitos recursos e tem métodos trabalhistas deploráveis. Do ponto de vista ambiental, faz todo o sentido limitar o consumo de peixe. Mais uma vez: o peixe deve substituir outras carnes na sua dieta? Sim. Deve substituir os vegetais? Não.

**Então qual é a sua recomendação final sobre os peixes?**
Para o bem dos oceanos e do planeta como um todo, precisamos limitar o consumo de peixes e buscar sustentabilidade, talvez com a utilização de espécies invasivas. No que diz respeito à saúde, devemos consumir peixes menores: arenque, sardinha, cavalinha, anchova – eles têm alto teor de ômega-3 e não estão em risco de extinção; além disso, como estão na base da pirâmide alimentar, estão menos sujeitos à bioacumulação de toxinas.

Mariscos, mexilhões e ostras têm sido criados em fazendas marinhas há milhares de anos sem impacto ambiental. Também é seguro comer peixes selvagens de populações saudáveis, como o salmão do Chile ou do Alasca.

Resumindo: pense em sustentabilidade e esteja consciente do impacto ambiental de comer peixe. Seja quais forem os benefícios do consumo de peixe para a saúde humana – e eles são positivos –, uma coisa é clara: não restam muitos peixes. Portanto, coma peixe apenas ocasionalmente.

## ÓLEOS DE COZINHA

**Já conversamos sobre vários alimentos, mas não sobre como os cozinhamos. Falem-me sobre os vários tipos de óleo.**
Há muito folclore e discussões acaloradas em torno dessa questão. Os fatos: os óleos são uma coleção de moléculas de gordura; todos contêm diversos ácidos graxos, sendo que cada um é uma molécula de gordura específica. Esses ácidos graxos ocorrem nas famílias das gorduras saturadas, gorduras monoinsaturadas e gorduras poli-insaturadas – e essas famílias têm subdivisões. Não existe nenhum óleo totalmente livre de gorduras saturadas ou insaturadas, e nenhum que contenha apenas ômega-6 ou ômega-3. Todos são combinações.

**Faz diferença escolher um ou outro? Se vou fazer o esforço de cozinhar espinafre e quinoa, não quero estragar e perder benefícios.**
Nem você nem ninguém: muitas pessoas se preocupam com o óleo de cozinha. E a resposta é: "Sim, faz diferença, sim". Infelizmente, essa não é uma questão simples, e mais infelizmente ainda – como tudo o que diz respeito à alimentação –, a discussão se tornou ideológica em vez de científica.

**Como assim?**
Nos últimos anos, popularizou-se a ideia de que o óleo de coco era um superalimento, quase uma panaceia, e de que o óleo de canola era de alguma maneira responsável por crimes contra a humanidade. Tudo mentira.
Há aqueles que dizem que todo óleo de cozinha é um alimento processado e que a quantidade a ser adicionada ao cozimento é zero. ("O óleo é o açúcar das gorduras", já nos disseram.) Para nós, esse é um argumento ideológico, pois algumas das populações mais saudáveis e longevas do planeta extraem suas calorias dos óleos, em especial do azeite de oliva extra virgem. (E por falar nisso, o azeite de oliva extra virgem mal é processado.) E há a tribo da dieta paleolítica, que argumenta que, assim como os laticínios, o óleo não fazia parte da dieta humana original.

**Como na Idade da Pedra não se usava óleo para cozinhar, nós também não devemos usar?**
Basicamente isso. É verdade que não faz muito tempo que os seres humanos inventaram máquinas capazes de transformar sementes e outros alimentos em óleo. Por outro lado, a gordura escorria das carnes e dos peixes que eram assados. Não há dúvida de que essa gordura era recolhida e utilizada para cozinhar outros alimentos. Nós consideramos presunçosa essa obsessão por saber exatamente quando a gordura dos alimentos passou a ser extraída para consumo humano. Não sabemos. E, como não somos especialistas, consultamos o trabalho de quem é – os paleontólogos –, e eles também não sabem.

**O argumento "Não use óleo" tem algum fundamento para o cuidado com a saúde?**
Os primeiros e mais famosos ensaios clínicos sobre o impacto da dieta com plantas alimentícias e integrais no tratamento e na reversão de doenças cardíacas foram feitos entre o final dos anos 1970 e o início dos anos 1990, quando a visão predominante era a de que deveríamos limitar a ingestão diária de gorduras. Uma dieta vegetariana estrita foi combinada com uma dieta com pouca gordura, resultando numa dieta de "intervenção". Acreditamos que tenha sido uma espécie de casualidade histórica, mas as coisas são como são.
Esses ensaios mostraram regressão da aterosclerose (ou seja, as placas de gordura nas artérias foram parcialmente reduzidas), e nenhuma outra

dieta fez isso, possivelmente porque nenhuma outra dieta foi estudada dessa maneira. No entanto, a dieta mediterrânea, que contém bastante gordura, já se mostrou capaz de diminuir os índices de doenças cardíacas, o que para nós é o que realmente importa.

É verdade que não dispomos de um estudo que mostre que uma dieta rica em azeite de oliva extra virgem reduz as placas de gordura nas artérias, mas isso acontece não porque haja prova de que ela *não* diminua as placas, e sim porque essa relação nunca foi estudada (falta de evidência). Os dados populacionais sugerem que, quando a gordura é boa, as dietas equilibradas e baseadas em produtos vegetais são comparáveis no que diz respeito aos benefícios, tenham elas muita ou pouca gordura.

**Mas é melhor usar óleos vegetais do que gordura animal, certo?**
Na maioria das vezes, sim, mas há uma interessante sequência histórica aqui. Tempos atrás, as gorduras animais – como banha de porco ou sebo de boi – eram as mais usadas. Então surgiu o entendimento (em parte introduzido pelo biólogo Ancel Keys e pelo Seven Countries Study, que começou nos anos 1950) de que as gorduras vegetais estavam relacionadas à rápida queda dos índices de doenças cardíacas. As pessoas perceberam que as gorduras vegetais eram melhores.

> Quanto maior o tempo de prateleira de um alimento, menor o tempo de vida de quem o consome

**Havia algum benefício na utilização de gorduras animais na culinária?**
As gorduras dos animais são mais saturadas, o que significa que são mais estáveis e, portanto, têm mais vida de prateleira e aguentam bem o calor. São boas para conservar e cozinhar; não são muito boas para a saúde. (Temos uma regra de ouro: quanto maior o tempo de prateleira de um alimento, menor o tempo de vida de quem o consome! Há exceções, é claro – as leguminosas e os cereais duram para sempre –, mas é bom manter essa regra na cabeça.)

Porém, vida de prateleira longa é um importante benefício para a indústria alimentar. Por isso, quando saíram as pesquisas que mostravam que as gorduras animais prejudicavam a saúde, a indústria passou a procurar gorduras vegetais igualmente versáteis. Ela se voltou para o azeite de dendê, o palmiste e o óleo de coco. E desenvolveu a gordura *trans*.

**Pensava que o óleo de coco fosse uma "descoberta" recente.**
O óleo de coco se tornou o queridinho da fantasia dos superalimentos, mas há muito tempo é usado para substituir as gorduras animais, pois tem propriedades semelhantes para a culinária e a manufatura. O mesmo acontece com outras gorduras vegetais tropicais, como o azeite de dendê e o palmiste. Todas elas se tornaram centrais na industrialização de alimentos. No entanto, as gorduras vegetais tropicais são muito saturadas. A indústria trocou uma fonte de gorduras saturadas por outra.

**E o que aconteceu depois?**
As coisas ficaram ainda piores quando os engenheiros de alimento pegaram óleos vegetais não saturados e os bombardearam com hidrogênio. Esse processo, chamado hidrogenação, torce muitas das moléculas e produz uma configuração conhecida como "*trans*". Esses engenheiros alteraram o estado natural dos óleos vegetais, transformando-os em algo parecido às gorduras bovinas.

E funcionou muito bem para a indústria. A gordura não era mais inteiramente saturada, mas parcialmente hidrogenada. A gordura *trans* tem as propriedades desejáveis das gorduras saturadas: vida de prateleira longa, estabilidade e grande tolerância ao calor. Mas ela tem efeitos biológicos ainda piores. É péssima para o nosso organismo.

**Por quê?**
É muito inflamatória e contribui para a propagação da aterosclerose (placas nas artérias) mais do que qualquer outra coisa. A substituição das gorduras saturadas animais pela gordura vegetal hidrogenada – gordura *trans* – foi um desastre de saúde pública sob vários pontos de vista.

Por fim, em 2018 a Food and Drug Administration (FDA) baniu a gordura *trans* dos Estados Unidos; outros países fizeram isso ainda antes.*

---

\* No Brasil, a Agência Nacional de Vigilância Sanitária (Anvisa) aprovou recentemente novas regras para a presença de gorduras *trans* industriais em alimentos. A medida será implantada em três etapas e a intenção é banir a gordura parcialmente hidrogenada, o principal tipo de gordura *trans*. Mais sobre a atuação da Anvisa em relação à segurança alimentar em https://www.gov.br/anvisa/pt-br/assuntos/alimentos.

### Muito bom!
Sim, mas não precisávamos ter passado por isso.

E a gordura *trans* trouxe outro resultado terrível: a ideia de que não se pode confiar nos especialistas em alimentação. Porque essas pessoas foram as responsáveis pela transição das gorduras vegetais para a gordura hidrogenada. É provável que o óleo de coco tenha voltado à moda em parte por causa do efeito "Eu avisei", segundo o qual nós demos ouvidos aos especialistas e nada de bom aconteceu. A outra explicação para as gorduras tropicais estarem novamente em voga é o fato de o mercado de alimentação precisar substituir a gordura *trans* por alguma coisa, e as gorduras tropicais são o melhor que existe para várias aplicações.

### Então qual é o problema dos óleos tropicais?
Os óleos tropicais não são maravilhosos, mas são melhores do que a gordura *trans*. Ainda assim, eles têm mais gorduras saturadas do que os óleos que ficam líquidos em temperatura ambiente (os óleos tropicais são sólidos em temperatura ambiente). E a produção do azeite de dendê – o principal óleo utilizado em diversos países – aumenta às custas das florestas tropicais, as quais, como é provável que você saiba, abrigam enorme biodiversidade, atuam como maciços depósitos naturais de carbono e protegem contra o aquecimento global.

### E o óleo de coco?
Como acontece no caso dos alimentos processados, a história do óleo de coco – e seu recente reaparecimento – começa com um excedente. E a melhor maneira de vender o excedente de coco era transformá-lo em óleo. Dessa maneira, o óleo de coco começou a ser anunciado como um superalimento.

### E não é verdade? Ele não melhora a função cerebral nem ajuda a emagrecer?
O óleo de coco não é um superalimento. (Conforme discutiremos na página 138, nenhum outro é.) O óleo de coco não vai consertar sua vida nem sua má alimentação. Nem o cânhamo, nem o linho, nem nada. Porém, embora o óleo de coco tenha alto teor de gorduras saturadas, o

principal ácido graxo de sua composição é o ácido láurico, uma gordura saturada de cadeia média que se comporta de maneira diferente das gorduras saturadas da carne e dos laticínios.

**Qual a diferença do ácido láurico?**
Há alguma literatura, ainda inconclusiva, que sugere que o ácido láurico não apresenta a tendência de causar inflamação e aterosclerose. Pode haver evidências de que a gordura predominante no óleo de coco não causa os prejuízos evidentes das outras gorduras saturadas, mas não há nenhum indício científico de que ofereça benefícios à saúde. "Ausência de perigo provável" é um objetivo muito pequeno para um bom alimento, ainda mais para um que se pretende "súper". *O óleo de coco não traz nenhum benefício comprovado à saúde.*

**Mas eu pensava que o óleo de coco fosse a alternativa natural e integral aos óleos de cozinha mais processados.**
Esse é um argumento diferente, o de que o óleo de coco é bom porque os outros óleos são processados com substâncias químicas e alterados durante a fabricação. "Menos ruim" não é exatamente "bom", embora possa ser "melhor" ou "preferível". Além do mais, o óleo de coco pode ser processado como qualquer outro óleo; há bons e maus óleos de coco.

**Isso tem a ver com as variedades refinadas e não refinadas?**
Exatamente. Os óleos vegetais podem ser extraídos por meios mecânicos ou com substâncias químicas. Os óleos processados quimicamente são chamados de refinados. O óleo de coco e outros podem ser extraídos apenas com pressão, a frio. Esse é o melhor método, pois a estrutura do óleo não é alterada no processo.

Alternativamente, pode-se usar uma sequência de etapas que expõem o óleo ao calor e a uma variedade de substâncias químicas (inclusive ao hexano, um derivado do petróleo), o que elimina os nutrientes e altera a composição dos ácidos graxos, possivelmente transformando o óleo em uma substância nociva. Todos os óleos vegetais – de coco, oliva, canola, soja, girassol, milho etc. – podem ser prensados a frio ou extraídos com solventes (refinados). E também podem ser ou não orgânicos.

### Então, de maneira geral...
Os óleos vegetais são melhores para a saúde do que as gorduras animais. E, seja qual for o óleo vegetal, é melhor que seja prensado a frio e orgânico.

### Portanto, ao comprar um óleo de coco prensado a frio estou garantindo um óleo de cozinha saudável?
Não. Está garantindo o melhor óleo de coco possível. Mas o óleo de coco orgânico prensado a frio ainda tem gorduras saturadas demais e nenhum ômega-3; não há nenhuma evidência de que ele proporcione sequer um benefício à saúde. Não é tão ruim quanto alguns óleos, mas também não é tão bom quanto outros.

### Que desilusão!
A principal razão para adicionar o óleo de coco à dieta é gostar de suas propriedades culinárias. O mesmo vale para a manteiga e a banha de porco. Na verdade, a banha de porco tem um perfil de gorduras melhor do que o do óleo de coco, com mais gorduras não saturadas e menos gorduras saturadas. Isso não significa que você deva começar a comer banha de porco, mas que qualquer comida de verdade pode ser incluída numa dieta saudável em pequenas porções; nenhum alimento deve ser consumido em excesso; e não existem superalimentos.

### Alguns tipos de óleo são melhores que outros, certo?
Sim. Todos os óleos que ficam líquidos em temperatura ambiente são mais saudáveis do que aqueles que se mantêm sólidos. Mas a maioria dos óleos se mantêm líquidos, então esse não é o melhor critério de escolha. A maior controvérsia gira em torno do ácido graxo ômega-6. Há importantes especialistas em alimentação que afirmam: "Desde que troquemos as gorduras animais por gorduras vegetais, desde que troquemos as gorduras saturadas pelas gorduras não saturadas, ficaremos bem". (Ou, pelo menos, bem melhor.) No entanto, há especialistas que demonstram preocupação com o desequilíbrio entre o ômega-6 e o ômega-3.

### Já ouvi falar sobre o ômega-6 e o ômega-3. Qual é diferença entre eles?

O ômega-3 é um ácido graxo de cadeia longa importante para o desenvolvimento do cérebro e dos olhos, para o metabolismo, para a produção de hormônios e para conter a inflamação. Embora o ômega-6 seja uma classe de ácidos graxos essenciais, se consumido em demasia, torna-se pró-inflamatório e pode interferir na capacidade do organismo de fabricar ômega-3.

### E podemos consumir ômega-6 demais por causa do óleo de cozinha?
Os rótulos da maioria dos alimentos processados inclui um aviso como este: "Pode conter um ou mais dos seguintes". Essa lista inevitavelmente inclui óleo de soja, de milho, de semente de algodão e/ou de girassol. Eles também são óleos "de cozinha" ou "vegetais", mas são todos ricos em ômega-6 e pobres em ômega-3.

### Mas o ômega-6 é uma gordura não saturada. Não é melhor consumir ômega-6 do que gorduras animais?
Sim, mas esta subdivisão é importante: lembre-se de que o ômega-6 tende a promover a inflamação; existe a preocupação de que ele não seja bom para nós. Não é que seja "ruim" em si, afinal é um nutriente essencial. O problema é o excesso, o desequilíbrio.

### Qual é a proporção ideal entre ômega-6 e ômega-3 nos óleos?
Embora até hoje nenhum estudo científico tenha descoberto com certeza, os paleontólogos que vêm tentando estabelecer qual era a nossa dieta na Idade da Pedra – a partir de fósseis e outros registros – têm algumas pistas. Eles estimam uma proporção ômega-3:ômega-6 entre 1:1 e 1:4. Trocando em miúdos: um quarto de ômega-3 para três quartos de ômega-6, ou talvez quantidades diárias iguais. Ocorre que, atualmente, muita gente chega a consumir vinte vezes mais ômega-6 do que ômega-3. É uma grande distorção.

### Isso é ruim?
Não se sabe se o que importa é a quantidade absoluta de ômega-3 ou a proporção em relação ao ômega-6. Mas, na ausência de evidência científica definitiva e diante da nossa dieta original, sabemos que ingerimos ômega-6 demais e ômega-3 de menos. Isso pode ter menos importância

do que o equilíbrio entre a gordura saturada e a gordura não saturada, e/ou entre a gordura vegetal e a gordura animal. Mas há razões para acreditar que é importante.

Nós gostamos do princípio geral: equilíbrio é bom, desequilíbrio é ruim. (Isso vale para tudo.) Assim, se a dieta estiver proporcionando excesso de ômega-6 e carência relativa de ômega-3, o excesso de ômega-6 exacerba o desequilíbrio existente. Pelo princípio geral, dizemos "não" a essa situação.

### Quais óleos têm melhor proporção de ômega-3 em relação ao ômega-6?

Os óleos de linho, cânhamo, nozes, oliva e abacate têm alta concentração de ômega-3. E, naturalmente, o óleo de peixe, embora ele não possa ser usado na cozinha.

### E quais os óleos com alta concentração de ômega-6 que devo evitar?

Os óleos de milho, cártamo e girassol têm muito ômega-6. Porém, isso não significa que deva eliminá-los de uma vez.

### O que significa então? Está confuso!

Os óleos com alta concentração de ômega-6 estão presentes em quase toda a comida processada que você consome. Portanto, se quiser um equilíbrio mais favorável dos ácidos graxos, o melhor a fazer é cortar a comida processada. Aliás, para conquistar uma alimentação mais equilibrada, essa é a melhor atitude a tomar em relação a todos os tópicos que vimos discutindo.

Assim, em casa é melhor usar um óleo com alto teor de ômega-3. Esses óleos tendem também a ter mais gorduras monoinsaturadas, preferíveis por não serem pró-inflamatórias; o azeite de oliva é o mais conhecido deles, mas o óleo de canola também é bom.

### O quê? Há anos eu evito o óleo de canola por achar que ele é nocivo à saúde.

O óleo de canola vem de uma planta chamada colza. Quando ainda não era seletivamente cultivada, a colza continha ácido erúcico, um ácido graxo tóxico. No entanto, graças ao cultivo seletivo, foram criadas variedades sem ácido erúcico. A palavra "canola" vem de "Canada oil", pois o óleo é fabricado a partir de uma variedade de colza desenvolvida no Canadá especificamente para produzir variedades com pouco ou nenhum ácido erúcico.

Agora o óleo de canola é uma ótima opção para a saúde. De fato, a passagem das gorduras animais para o óleo de canola foi o foco do famoso Projeto Carélia do Norte, na Finlândia, que teve início nos anos 1970 e foi associado a uma redução de mais de 80 por cento nos índices de doenças cardíacas e no incremento médio de dez anos na expectativa de vida.

### O óleo de canola é uma gordura boa?

O óleo de canola tem um formidável perfil de bons ácidos graxos. Suas gorduras são predominantemente não saturadas, o que é bom em si. Além disso, é uma fonte rica da mesma gordura monoinsaturada presente no azeite de oliva. Tem pouco ômega-6, e há certas variedades de canola que são fonte importante de ômega-3 (em geral, essa informação está no rótulo).

O óleo de canola também tem um sabor suave – é aquilo que chamamos de "óleo neutro" –, razão pela qual é muito versátil na cozinha. E suporta bem o calor. Quase não tem aspectos negativos.

Por tudo isso, trata-se de um óleo realmente bom para o dia a dia; talvez seja mesmo o melhor. Porém, como não há populações que venham consumindo óleo de canola há muitas gerações, não há uma base de evidências que demonstre seus benefícios à saúde, ao contrário do que acontece com o azeite de oliva. Mas o seu perfil de ácidos graxos o torna um sério concorrente.

### Como a canola é processada?

À semelhança de todos os óleos, este pode ser extraído pela pressão mecânica das sementes (pressão a frio) ou pela extração química. A melhor opção é sempre o óleo prensado a frio (e orgânico).

### O óleo de canola não é transgênico?

Falamos sobre soja transgênica na página 104, e o mesmo argumento se aplica ao óleo de canola. Exceto por isto: as sementes de colza não foram geneticamente modificadas! A colza usada para produzir o óleo de canola foi seletivamente cultivada, e não geneticamente modificada. Portanto, dizer que o óleo de canola não é transgênico é o mesmo que dizer que os ovos não contêm glúten (não diga isso perto de um marqueteiro).

**Existe algum senão?**
Apenas dois, e o primeiro já esclarecemos: compre óleo de canola prensado a frio e orgânico. (Faça o mesmo com os outros óleos.) E, caso compre uma quantidade maior do que a que vai utilizar em uma ou duas semanas, guarde o restante na geladeira para que não fique rançoso. (Na verdade, isso vale para todos os óleos. Se ele fica líquido em temperatura ambiente, pode estragar em temperatura ambiente.)

**Sempre pensei que o azeite de oliva fosse o melhor óleo.**
É provável que seja. Quando comparamos os óleos de cozinha em busca de evidências de benefícios à saúde, o azeite de oliva extra virgem (prensado a frio) é o melhor. Se levarmos em consideração que ele está entre os mais saborosos, seja cozido, seja cru... não tem pra nenhum outro. Alguns óleos – de canola, nozes, abacate – podem ser igualmente bons do ponto de vista de sua composição, mas nada se compara ao histórico do azeite de oliva.

**Qual é a prova de que o azeite de oliva é a melhor opção para a saúde?**
Alguns estudos de intervenção mostram benefícios cardiovasculares em adultos saudáveis; outros mostram redução de infartos em adultos com doenças cardíacas; e alguns estudos mecanísticos que investigaram seus efeitos sobre a insulina, a glicose, os lipídios etc. – todos positivos. Há também estudos detalhados dos componentes do azeite de oliva extra virgem, em especial de um antioxidante bioflavonoide chamado oleocantal, que se mostrou benéfico para tudo, desde a síndrome da plaqueta viscosa até as taxas de mutação celular.

Temos, principalmente, esta prova: algumas das mais longevas e saudáveis populações do planeta vivem na região mediterrânea, onde o azeite de oliva é consumido regularmente há gerações. Sabemos que, geração após geração, uma dieta rica em azeite de oliva resulta em pessoas que vivem mais e com mais vitalidade. Não podemos dizer o mesmo dos outros óleos, inclusive o de canola.

As próprias azeitonas têm alta concentração de antioxidantes, e alguns deles não existem em nenhum outro alimento. O oleocantal está sob intenso escrutínio e parece ter impacto positivo nas taxas de mutação celular, na função endotelial (uma boa função endotelial significa um bom fluxo sanguíneo, com potencial de melhorar o sistema imunológico e o cardiovascular, a memória e a função sexual – tudo o que se beneficia do bom fluxo sanguíneo, basicamente), no índice de lipídios (gorduras, como o colesterol), nos marcadores de inflamação, entre outros.

> Sabemos que, geração após geração, uma dieta rica em azeite de oliva resulta em pessoas que vivem mais e com mais vitalidade.

**O que leva as pessoas a pensarem que o azeite de oliva é a chave da longevidade? Não poderia ser o... alecrim? Ou algum outro ingrediente do Mediterrâneo? Alcaparras?**
Não temos certeza de que as pessoas pensem assim. Lembra-se de quantas vezes recomendamos, de um jeito ou de outro, o consumo de alimentos integrais em combinações sensatas? O azeite de oliva não é um superalimento. Porém, está entre os componentes principais (nem o alecrim nem as alcaparras se qualificam como tal, por mais que nos agradem) da saudável dieta mediterrânea. Essa dieta foi estudada, em especial pela professora Antonia Trichopoulou, da Universidade de Atenas, que se tornou assim uma espécie de "madrinha" dessa dieta. (Saiba mais sobre a dieta mediterrânea na página 45.)

**O que significa "extra virgem"? Esse é o melhor tipo de azeite de oliva, certo?**
O nome "azeite de oliva" engloba uma série de produtos, dependendo do método de fabricação. Há diversos métodos, e a classificação desse azeite é diferente da de outros óleos.

É bem simples: o azeite de oliva extra virgem é prensado a frio; ele também atende aos padrões da União Europeia, que são um tanto misteriosos mas em geral significam apenas que ele é "bom". O azeite de oliva virgem também é prensado a frio, mas não é considerado de "qualidade superior", segundo esses padrões.

O azeite de oliva "puro" (que de puro não tem nada) pode ser uma mistura de óleos prensados a frio (não refinados) e óleos refinados (extraídos quimicamente). Os azeites de oliva "*light*" são extraídos quimicamente. Portanto, são prensados a frio os azeites virgem e extra virgem; e eles podem ou não ser orgânicos – ou seja, as azeitonas podem ou não ter sido cultivadas com produtos químicos.

**Todos os tipos de azeite de oliva contêm os antioxidantes que vocês mencionaram, como o oleocantal?**
O método de fabricação faz mesmo diferença. Se usarmos substâncias químicas ou enzimas para extrair o óleo, se esse óleo assentar ou for exposto à luz, seus ácidos graxos são completamente degradados, assim como seus antioxidantes são perdidos. Assim, esse azeite perde todas as propriedades intrínsecas à composição nutricional da azeitona. De fato, se o óleo foi danificado, ele é ruim, e óleo ruim – seja de que tipo for – prejudica a saúde.

O azeite de oliva extra virgem é de longe o que tem maior concentração de antioxidantes – uma boa indicação de que interferir nos ingredientes o mínimo possível é a melhor receita. Além disso, o azeite de oliva extra virgem fornece grande quantidade de uma gordura monoinsaturada chamada ácido oleico.

**E as gorduras monoinsaturadas são boas para mim?**
Sim. As gorduras monoinsaturadas estão associadas a uma série de benefícios. Elas preservam ou elevam os níveis do colesterol bom, ou HDL, que está associado a menor risco cardíaco; ao mesmo tempo, ajudam a baixar os níveis do colesterol ruim, ou LDL, que está associado a maior risco cardiovascular. As gorduras monoinsaturadas também têm efeito positivo sobre os níveis de glicose e insulina, o que significa que ajudam a reduzir o risco de inflamação.

**Existe algo que deponha contra o azeite de oliva?**
Um grupo de especialistas pequeno mas barulhento afirma que o azeite de oliva é nocivo porque, segundo alguns estudos, ele prejudica a função do endotélio (a camada interna de células que reveste o miocárdio). Ocorre que essa informação veio de um estudo pequeno, feito há quinze anos, que não menciona qual azeite de oliva foi estudado. Portanto, ele pode perfeitamente ter ficado ao sol por vários dias e depois ter sido

atropelado por um ônibus. Com certeza, não havia nenhuma indicação de que fosse um azeite extra virgem. De toda maneira, em nossa opinião, esse estudo pode ser descartado. As evidências dos benefícios do consumo de azeite de oliva são avassaladoras.

**E os outros óleos muito populares, como o óleo de soja?**
O óleo de soja, assim como o óleo de canola, é produto de décadas de esforço para mantermos distância das gorduras saturadas. Mais uma vez, a questão é o método de processamento.

**Isso significa que devo evitar o óleo de soja?**
Isso significa que você deveria procurar óleos prensados a frio (de preferência, orgânicos). Em todo caso, o perfil de gorduras da maioria dos óleos de soja está entre o do óleo de canola e o do azeite de oliva. Ele tem um pouco mais de gorduras monoinsaturadas do que o azeite de oliva, sendo portanto uma boa fonte de ácido oleico. E tem pouquíssimo ômega-6 e boa quantidade de ômega-3. Essas características o tornam um bom óleo, desde que seja prensado a frio (não seja refinado).

Até recentemente, o óleo de soja tinha muito ômega-6 e pouco ou nenhum ômega-3, mas novos cultivares de soja estão produzindo um óleo com a proporção ideal de ácidos graxos, muito parecido com o óleo de canola, que é rico em ômega-3. No entanto, até o momento a comercialização desse óleo ainda é restrita. Por isso, recomendamos que você fique com o óleo de canola.

## SUPERALIMENTOS

**O salmão é um superalimento? E o goji (*goji berry*), a espirulina, o açaí?**
Não precisamos de nenhum alimento particular para ter uma ótima dieta. Se tivermos uma ótima dieta, vamos extrair dela o máximo em saúde, vitalidade e longevidade, e nenhum "superalimento" trará qualquer vantagem adicional. Nenhum alimento único tem a capacidade de tornar uma pessoa saudável de repente; o que importa é o padrão alimentar geral.

**Mas, então, como surgem os "superalimentos"?**
Os alimentos que costumam ser rotulados como "superalimento" têm alguma propriedade nutricional interessante, como alta concentração de antioxidantes. Esse é o caso da romã, do chá verde e do chocolate com alto teor de cacau (amargo). A segunda característica do superalimento é que com frequência ele é considerado exótico, algo que não é consumido rotineiramente. Trata-se de uma campanha de *marketing* – e bem transparente –, que alimenta a indústria e a imprensa sensacionalista.

**Outra característica marcante dos superalimentos é o fato de serem caros!**
Com certeza! São caros porque são superalimentos! Parecem drogas milagrosas, que é justamente o que muitas pessoas procuram. Se um novo alimento é apresentado, hipermarqueteado, e se tem alta alguma propriedade nutricional especial... pode chamá-lo de superalimento.

**Mas esses alimentos são benéficos para nós, certo?**
Sim. São ótimos. Mas não são melhores do que milhões de outros. Uma romã é melhor do que uma maçã ou uma laranja? Questionável. E mais questionável ainda quando comparamos a romã com as frutas vermelhas.

**Por que vocês são contrários ao nome "superalimento"?**
Porque a implicação do nome é: "Este é um alimento que pode fazer aquilo que apenas os súper podem fazer. Ele tem superpoderes". E isso simplesmente não é verdade.

**Deixe-me adivinhar: em vez de correr atrás de superalimentos, deveríamos concentrar nossa energia em padrões alimentares saudáveis e sustentáveis?**
Sim, por favor. Há evidências de sobra de que os benefícios à saúde vêm de um padrão alimentar de larga escala, e não do acréscimo de "superalimentos". Uma das razões da nossa confusão são as muitas pesquisas que tentam isolar os efeitos de determinados alimentos. Isso é quase impossível de ser alcançado.

**É tudo enganação?**

Nada disso significa que alguns alimentos não sejam melhores que outros; significa apenas que não são uma panaceia. O chocolate com alto teor de cacau é um bom exemplo: se consumido com moderação, ele tem efeitos positivos na saúde, em especial a saúde cardiovascular.

**Posso comer uma barra desse chocolate por dia?**
Bem, o fato de um alimento ser saudável não significa que ele deva ser consumido em grandes quantidades. Muito menos um alimento que, provavelmente, tem pelo menos 30 por cento de açúcar.

**Quanto chocolate com alto teor de cacau devemos comer?**
Não sabemos. Ninguém ainda respondeu a essa pergunta. Se tivéssemos que dar algum palpite, diríamos que 30 gramas por dia de chocolate com pelo menos 70 por cento de cacau estariam OK numa dieta típica.

**Então, o único motivo para controlar a ingestão de chocolate com alto teor de cacau é o açúcar?**
Exato. Quem come doces com frequência – como brigadeiros – faria bem em substituí-los por chocolate com alto teor de cacau. No fim, 30 gramas desse chocolate por dia é provavelmente bom para a saúde – e é também uma fonte de prazer.

**Como o vinho tinto!**
Sim, como o vinho tinto. Saiba mais sobre o assunto na página 146.

## BEBIDAS

**Agora tenho uma ideia melhor do que comer para ser saudável, mas e quanto às bebidas?**
Vamos começar com o que os seres humanos bebem historicamente. Primeiro, o leite materno; depois, a água.

De vez em quando, nossos ancestrais quebravam um coco ou espremiam uma fruta e bebiam o que saía deles. Mas temos indícios de que eles eram atletas resistentes em comparação a nós, e por isso precisavam se hidratar muito mais, e a água dava conta do serviço.

**Então por que não nos hidratamos apenas com água?**
No que diz respeito à maioria das pessoas, não há nenhuma razão para isso. Quem pratica atividade física de alta intensidade talvez se beneficie das bebidas isotônicas, porque perdem eletrólitos no suor. Teoricamente, quem gasta sódio e se hidrata apenas com água não consegue repor o sódio, o que pode causar problemas. Nessa situação, as pessoas costumavam tomar pílulas de sal; agora, tomam bebidas isotônicas. Elas não são a pior coisa do mundo, mas só se justificam durante atividades físicas intensas. (A melhor maneira de recuperar os eletrólitos seria comer, mas não se deve comer no meio de um treino.)

**Mas as bebidas isotônicas não fazem bem mesmo que eu não pratique atividade física?**
Não. Ver um jogo de futebol não é o mesmo que disputar uma partida.

**Entendo que não é necessário, mas tomar bebidas isotônicas fará mal à minha saúde?**
Provavelmente, sim. As bebidas isotônicas vão fornecer calorias e açúcar dos quais você não precisa caso não esteja se exercitando. Os benefícios não compensam os riscos.

**O que devíamos beber?**
Água.

**Que tipo de água? Podemos saborizar a água com diversos ingredientes e torná-la mais alcalina, por exemplo.**
Não se deixe enganar pelas "melhorias" da água. É verdade que a moderna dieta ocidental tende a ser mais ácida e que por essa razão os alimentos alcalinos são melhores para nós. Porém, você não precisa alcalinizar sua alimentação com água saborizada; o melhor é comer mais folhas, leguminosas e frutas, pois esses alimentos naturalmente ajudam a tornar nosso organismo mais alcalino.

**Agora, chega de água. Vamos falar sobre o café. Além de melhorar minha produtividade, uma xícara de café é capaz de melhorar a minha saúde?**

Sim! Estudos recentes sugerem que o consumo regular de café é benéfico para a saúde a longo prazo.

**Ótima notícia! Quais são os benefícios?**
Os antioxidantes do café melhoram a saúde do coração. A cafeína tem também benefícios de curto prazo. Há pesquisas que mostram que ela aumenta o desempenho em provas e melhora a concentração. Assim, se você acertar a dose – se ela não provocar irritação nem tirar o sono –, incorporar o café à alimentação é uma boa providência. Além disso, quem bebe mais café provavelmente bebe menos refrigerante.

**Frappuccino e latte estão incluídos?**
Não mesmo. E você já sabia. Essas bebidas são bombas de açúcar e substâncias químicas, o que muda completamente a equação; o café é um espectador inocente nesse caso. Estamos falando de café sem nenhuma mistura.

O café puro tem bastantes oxidantes. Como muitas dietas contêm alimentos excessivamente calóricos e pouco nutritivos, o café acaba por ficar no topo da lista de fontes de antioxidantes. (Se comêssemos frutas vermelhas, legumes e vegetais coloridos ou chocolate com alto teor de cacau todos os dias, o café perderia posições na lista.)

**A maneira como o café é preparado afeta o teor de antioxidantes?**
Há uma diferença entre o café coado e o café feito na cafeteira francesa (prensado). O café contém antimetabólitos, compostos solúveis em gordura que podem aumentar o nível de colesterol e causar inflamação. Eles são eliminados no café coado, mas permanecem no café prensado. A maioria das pessoas não precisa se preocupar com isso, mas quem toma apenas café prensado – e muitas xícaras por dia – pode vir a ter problemas de saúde.

**Do ponto de vista da saúde, devo obter minha dose diária de cafeína do café ou do chá?**
Embora a concentração de oxidantes no chá seja maior, não é possível responder a essa pergunta porque nunca houve um estudo de longo prazo que comparasse os efeitos das duas bebidas. Os antioxidantes do chá podem nos proteger contra uma série de doenças crônicas – inclusive o câncer –,

mas o café está mais associado aos benefícios para o coração. Portanto, é impossível dizer que um é melhor do que o outro; ambos são boas escolhas.

**Chá verde faz bem?**
Dizem que o chá verde, que é rico em antioxidantes, faz coisas maravilhosas; pelo menos algumas são verdadeiras. Mas as evidências não são muito robustas, o que nos leva a uma conversa sobre ciência e evidências. Imagine como seria difícil isolar apenas os efeitos do chá verde sobre a saúde. Podemos estudar as pessoas que tomam chá verde regularmente, no mundo real, mas elas não bebem apenas chá verde no vácuo; elas têm padrões alimentares associados ao consumo de chá. Se observássemos que uma população que toma chá verde regularmente tem menos doenças crônicas do que uma população que regularmente consome refrigerantes, então poderíamos dizer que o chá verde é bom…

**… ou que o refrigerante é ruim.**
Correto. Ou poderíamos dizer que não dá para saber, porque essas duas populações apresentam várias outras diferenças.

**Qual seria o desenho ideal de um estudo para descobrir se o chá verde tem algum efeito positivo na saúde?**
Seria preciso um ensaio randomizado, em que algumas pessoas bebessem chá e outras bebessem outra coisa. A primeira pergunta é: que outra coisa? Chá verde e água? Chá verde e leite? Chá verde e cerveja? Chá verde e vodca? Chá verde e café? As diferenças encontradas seriam imputadas ao chá verde ou à outra bebida? Ou à combinação das duas?

**No final, os benefícios do chá verde dependeriam de qual é a bebida que ele está substituindo. Uma resposta bem insatisfatória, não?**
Lamentamos, mas é assim que a ciência da alimentação funciona. Os marqueteiros querem que você acredite que não é assim e compre os seus produtos, mas a verdade é que o que importa é o alimento/bebida que está sendo substituído. Se o chá substitui o refrigerante, ele é ótimo. Se substitui o café, é inócuo. Se substitui a água… é provavelmente OK, desde que a cafeína não lhe cause transtornos e você não ponha nele leite nem açúcar.

**E o chá preto?**
A diferença está na fermentação. O chá verde e o chá preto vêm da mesma planta, mas as folhas do chá preto são fermentadas. O chá preto tem menos antioxidantes, mas ainda assim é bom. Quanto aos benefícios para a saúde, a história é a mesma: depende do que ele estiver substituindo.

**E o chá branco?**
O chá branco não é tão comum quanto o chá verde e o preto, mas vem das folhas da mesma planta; no caso do chá branco, as folhas são colhidas antes de se abrirem. É ele que tem a maior concentração de antioxidantes, mas é menos comum e mais caro.

**Surpreendentemente, não é considerado um superalimento.**
Tem razão. Mas, pelos critérios adotados com outros alimentos, deveria. Vale a pena ressaltar que, embora se possa dizer que o chá verde e o preto tenham muitos antioxidantes, as infusões – chás preparados com ervas ou especiarias – resistem a generalizações. É possível saborizar a água quente com qualquer coisa.

**E o álcool? Ele pode me fazer bem?**
Por muito tempo, a medicina considerou o álcool como a espada de dois gumes por excelência. Parece haver nele uma estreita janela terapêutica. Em outras palavras, há uma dose que provavelmente é boa. No entanto, passar da dose, mesmo que minimamente, pode causar prejuízos rápidos.

**Quais são os prejuízos quando ultrapassamos a dose terapêutica?**
Há dois tipos principais de prejuízo. Em primeiro lugar, os prejuízos agudos, que são aqueles relacionados ao desempenho cognitivo e à capacidade crítica. Em segundo lugar, os prejuízos crônicos, que impactam nosso corpo.

**Não precisa fazer sermão sobre beber e dirigir. Qual o impacto do álcool em nossos órgãos?**
Ele destrói os órgãos, principalmente o fígado. Com o tempo, o consumo excessivo de álcool faz o fígado produzir tecido de cicatrização e leva à cirrose, um desfecho verdadeiramente horrível. O álcool também danifica o cérebro.

**Quanto álcool é muito álcool?**
Isso varia de indivíduo para indivíduo. Para metabolizar o álcool, precisamos de uma enzima chamada desidrogenase alcoólica, e a quantidade dessa enzima no corpo determina quanto álcool somos capazes de tolerar. A tolerância ao álcool varia segundo o sexo e a etnia. Em geral, os homens têm duas vezes mais desidrogenase alcoólica do que as mulheres.

**Por quê?**
Ninguém sabe. Só sabemos que, na média, os homens conseguem processar duas vezes mais álcool do que as mulheres.

**A tolerância ao álcool não tem a ver com o peso?**
Não. Mesmo que tenham o mesmo tamanho, os homens toleram mais álcool do que as mulheres. Há também variações significativas entre diferentes etnias. Por exemplo, sabe-se que os asiáticos têm uma tolerância muito baixa ao álcool, o que significa apenas que eles têm baixos níveis de desidrogenase alcoólica.

**Então, quanto álcool devemos consumir para ficarmos dentro da janela terapêutica?**
Um drinque por dia para as mulheres e dois drinques por dia para os homens. Uma lata de cerveja ou uma taça de vinho contam como um drinque cada.

**Como chegaram a essa medida?**
Já foram feitos diversos estudos com uma população única, com vários índices de doenças, comparando-se a quantidade de álcool ingerido. Os menores índices de doença cardiovascular, por exemplo, foram encontrados em pessoas que bebiam dentro da janela terapêutica.

**Isso é certo? Já foi estabelecido?**
Sim, completamente.

**Posso reservar minha dose diária de álcool durante a semana para consumi-la no fim de semana?**
Embebedar-se causa cardiomiopatia, uma doença do músculo cardíaco. "Síndrome do coração festeiro" é como os médicos se referem aos

problemas cardíacos que surgem depois dos fins de semana prolongados, do Natal e do Ano-Novo, quando o consumo de álcool aumenta muito. Então, a resposta é não. Se quiser permanecer na janela terapêutica, não pode tomar sete drinques na sexta-feira à noite.

### OK, OK. Quais são os benefícios do consumo moderado de álcool?
O álcool – mais especificamente, o etanol presente no álcool – aumenta os níveis do colesterol HDL (o colesterol "bom") de maneira tão eficaz quanto a atividade física intensa. O etanol também torna as plaquetas menos viscosas.

### O que isso significa?
Significa que a aglutinação de plaquetas é a ocorrência final na cadeia de eventos que leva a um infarto.

### Portanto, o consumo de álcool é bom para a saúde cardiovascular.
Sim, e os antioxidantes do álcool também contribuem para isso.

### Certo, os antioxidantes são importantes! Mas eles existem apenas no vinho tinto ou também estão nas cervejas e nos martínis?
A maioria das bebidas alcoólicas contém antioxidantes, inclusive a cerveja e o gim e o vermute, que são usados no preparo do martíni. Porém, o vinho tinto é considerado a melhor bebida no que diz respeito ao conteúdo de antioxidantes.

### Por que o vinho tinto, e não o branco?
Embora o vinho branco e o tinto venham das mesmas uvas, este é prensado com a casca, que é a parte da fruta que concentra os antioxidantes, ao passo que aquele é prensado sem a casca.

Acontece que alguns grupos populacionais conhecidos por sua longevidade e boa saúde consomem vinho tinto regularmente.

### Então eu posso contar com o consumo moderado de vinho tinto para reduzir meu risco de infarto?
Não se empolgue tanto; o efeito é bem modesto. Em vez disso, pergunte-se: "Posso beber vinho porque eu gosto e, por acaso, é potencialmente

benéfico para a minha saúde?" Essa é a ideia; não pense que o álcool é a principal maneira de evitar um infarto.

No nível populacional, os resultados são melhores entre as pessoas que não bebem nenhuma gota de álcool. As pesquisas sobre esse tópico resultaram em manchetes que, basicamente, diziam que estávamos errados e que qualquer dose de álcool é nociva, pois a dose associada ao menor dano em qualquer população é zero. Entre os prejuízos causados pelo álcool estão a ausência de crítica, a pancreatite, a cirrose e até mesmo acidentes de carro.

**Então esse estudo mostrou que é melhor renunciar ao álcool do que beber um ou dois drinques por dia?**
Sim, mas há um problema na lógica do estudo, ou pelo menos na maneira como ele foi noticiado. Numa dada população, qualquer quantidade de álcool poderia ser alcançada de várias maneiras. Poderíamos ter uma população de 200 indivíduos na qual todos bebem um drinque por semana. Ou uma população na qual 199 não bebem nada e uma pessoa bebe 200 drinques numa semana. Assim, a quantidade mais segura de álcool para uma população é zero, pois essa é a única maneira de garantir que o álcool não vai prejudicar ninguém. Ocorre que isso é muito diferente de a pesquisa identificar qual quantidade de álcool está associada ao melhor resultado para a saúde de qualquer pessoa.

**Mas então quem de fato se beneficiaria de acrescentar uma taça de vinho tinto à dieta, e quem faria melhor em manter distância da bebida?**
Se você se alimenta bem, não fuma e – ah, sim – bebe moderadamente, conseguiremos detectar o efeito de uma taça de vinho diária no seu risco de ter um infarto? Não. Você provavelmente não teria um infarto mesmo que não tomasse vinho. Certo? Porque você é uma pessoa com baixo risco. O oposto também é verdade: se você se alimenta mal, fuma, não faz atividade física e – ah, sim – toma uma taça de vinho por dia, não é o vinho que vai evitar os efeitos nocivos dos outros hábitos.

Mas, se você beber e se envolver em um acidente de trânsito, isso será detectado. Portanto, em nível populacional, os danos provocados pelo álcool são bem visíveis. Eles costumam ser agudos e óbvios, enquanto os benefícios aos indivíduos que bebem com moderação e responsabilidade são difíceis de captar.

**Existe algum cenário em que beber um ou dois drinques por dia realmente promova benefícios significativos para a saúde?**
Você é um homem ou uma mulher com histórico familiar de doença cardiovascular. Você se cuida muito bem. Você gosta de beber vinho no jantar. Você entende que é apenas um drinque ou dois (caso você seja mulher), nada além disso. Você não bebe antes de dirigir. Você permanece naquela estreita janela terapêutica. É provável que, nessa circunstância, o álcool lhe traga algum benefício. Mas não aconselharíamos ninguém a beber apenas por esse motivo, em especial quem não gosta de beber. Como você vê, seria problemático.

> O prazer faz bem à saúde. Nós vivemos estressados, e aliviar o estresse com prazeres é em si um benefício para a saúde.

**Qual o seu conselho final sobre as bebidas alcoólicas?**
O melhor conselho é: se você bebe porque gosta e o faz com cuidado, dentro da janela terapêutica, sim, sua saúde poderá ter ganhos observáveis, em especial a redução do risco de doença cardiovascular. E o prazer faz bem à saúde. Nós vivemos estressados, e aliviar o estresse com prazeres é em si um benefício para a saúde. Apenas tenha cuidado com a fonte do prazer, pois algumas são imprudentes. No entanto, se você não bebe, melhorar a saúde não é uma boa razão para começar.

# NUTRIÇÃO BÁSICA: MACRONUTRIENTES, MICRONUTRIENTES E AS RESPOSTAS DO CORPO

**Queria uma fórmula mágica, do tipo: tudo o que tenho de fazer é garantir uma determinada combinação diária de nutrientes.**
A fórmula existe: comer os alimentos certos; e ela se chama "equilíbrio". Já discutimos isso, mas, se quiser falar sobre nutrientes, OK. Você sabe qual é a orientação quanto à quantidade de macronutrientes recomendada?

**Já ouvi falar. Quem faz essas recomendações?**
Elas vêm da Academia Nacional de Medicina (que faz parte da Academia Nacional de Ciências).* A partir de evidências recolhidas de estudos experimentais, do crescimento das crianças e do processo de envelhecimento, eles estabeleceram a proporção ideal de macronutrientes – proteínas, gorduras e carboidratos – e de micronutrientes como vitaminas, minerais, oligoelementos e substâncias como os carotenoides (um tipo de antioxidante).

---

\* No Brasil, uma boa fonte de consulta é o *Guia alimentar para a população brasileira*, do Ministério da Saúde, cuja versão digital pode ser obtida gratuitamente em https://bvsms.saude.gov.br/bvs/publicacoes/guia_alimentar_populacao_brasileira_2ed.pdf.

# PROTEÍNAS

**De quanta proteína eu preciso?**
Certamente, muito menos do que você imagina. O percentual recomendado de proteínas é o menor entre todos os macronutrientes, mas ainda assim a variação é bastante grande. De 10 a 35 por cento das calorias que ingerimos devem vir das proteínas; isso significa de 50 a 175 gramas por dia. Atualmente, nos Estados Unidos, um adulto come em média mais de 90 gramas (os homens comem em média 100 gramas).*

**O que significa "proteínas completas" e "proteínas incompletas"?**
A diferença entre elas é o conteúdo de aminoácidos essenciais. Toda vez que você ouvir a palavra "essencial" ligada a um nutriente, isso significa que o corpo precisa dele mas não é capaz de produzi-lo; é preciso obtê-lo de um alimento (ou de um suplemento). O sódio é um nutriente essencial; assim como certos aminoácidos. Os aminoácidos essenciais são os blocos construtores das proteínas de que o nosso corpo necessita para funcionar adequadamente, as quais não produzimos. Uma proteína "completa" é a que fornece *todos* os aminoácidos essenciais. Quase todos os alimentos proteicos contêm todos os aminoácidos essenciais, embora a quantidade varie de um para outro. Ao contrário do que você deve ter aprendido no Ensino Médio, não se trata de algo com o que se preocupar.

**Mas não é verdade que apenas os produtos de origem animal têm proteínas completas, com todos os aminoácidos essenciais? Não é verdade que os vegetarianos estritos têm dificuldade de conseguir todas as proteínas necessárias?**
NÃO. Todos os aminoácidos essenciais estão presentes nas plantas comestíveis, embora a sua concentração seja variável. O termo

---

\* No Brasil, antes da pandemia do coronavírus, o consumo médio era de 95 gramas de proteína por dia, mas a crise sanitária e a alta dos preços implicaram em queda no consumo de carne bovina nos primeiros meses de 2021 de quase 14% em comparação a 2019. (N.E.)

"proteínas incompletas" significa que um alimento não contém *todos* os aminoácidos essenciais, mas a maioria dos alimentos contém, inclusive os de origem vegetal.

Nosso conhecimento precisa ser atualizado: aquilo que costumava ser chamado de "proteína incompleta" poderia ser melhor descrito como proteína "menos concentrada", com níveis mais baixos de determinados aminoácidos. Essa é uma das razões pelas quais é importante ter uma alimentação variada. As necessidades do nosso organismo são supridas rapidamente com uma dieta equilibrada e variada, composta exclusivamente de alimentos de origem vegetal.

**Se eu não comer carne, devo tentar consumir todos os vegetais corretos para garantir todos os aminoácidos essenciais?**
Não precisa exagerar. Uma dieta vegetariana estrita ou ovolactovegetariana oferece grandes quantidades de aminoácidos essenciais. Não é preciso fazer um esforço especial e comer folhas de brócolis ou cranberry. O "equilíbrio" ao qual estamos sempre nos referindo não é baseado em uma fórmula mística dominada apenas pelos bioquímicos; é apenas uma variedade de alimentos integrais.

Os aminoácidos essenciais se distribuem pelas plantas comestíveis – frutas oleaginosas e cereais, leguminosas e verduras, cogumelos e sementes – de maneira complementar; o que não existe em um existe em outro. Você não precisa se preocupar em consumir todos em todas as refeições.

A vantagem das carnes e dos ovos é que eles fornecem a proporção ideal de todos os aminoácidos essenciais de uma só vez. No entanto, o equilíbrio ideal de proteínas pode ser alcançado ao longo de um dia com padrões alimentares variados, inclusive com uma dieta estritamente vegetariana de boa qualidade – e é isso o que importa.

**Então as proteínas – os aminoácidos – podem vir das leguminosas, da carne vermelha ou de *shakes* proteicos?**
Exatamente. Nosso corpo não se importa com a origem dos aminoácidos. Como somos onívoros, desde que tenhamos todos os aminoácidos essenciais necessários para a construção dos músculos, eles podem vir de fontes animais ou vegetais. A partir daí, o que realmente determina a massa muscular é a atividade física.

### O negócio é cuidar de um dia depois do outro então?
Não é preciso nem mesmo se preocupar com a combinação de alimentos em um dia. Concentre-se em avaliar a dieta ao longo de alguns dias.

Nosso corpo é capaz de acumular aminoácidos por até 72 horas. Pense nesse processo como o de despejar materiais de construção numa obra: se os insumos chegaram mas as ferramentas não, aqueles ficarão lá até que estas apareçam. Acontece mais ou menos a mesma coisa com o nosso corpo: se ingerimos alimentos bons, eles serão usados no seu tempo; não precisamos nos preocupar com isso.

### Então ninguém, nunca, precisa se preocupar com a quantidade de proteínas que ingere?
Ninguém que tenha comida suficiente, pois quem tem comida suficiente precisaria fazer muita bobagem para sofrer de insuficiência de proteínas, como comer *apenas* porcarias. Não sendo esse o caso, não ocorre deficiência proteica. Em todo o mundo, a insuficiência de proteínas só existe nas regiões em que há fome.

### Se eu quiser ganhar massa muscular, posso aumentar a proporção de proteínas na minha dieta para além dos 35 por cento?
Depende de quanta "massa" você tem em mente. Existem evidências de que a ingestão de grandes quantidades de proteínas pode fazer diferença para os fisiculturistas. Mas não faz diferença para as demais pessoas. Se você quer músculos, malhe. A despeito da crença popular, mais proteína não torna ninguém maior nem mais forte; a atividade física, sim. A proteína extra é útil apenas no fisiculturismo, e não é saudável.

### Não é saudável?
O excesso de proteínas estressa o fígado e os rins, além de sobrecarregar o esqueleto. Portanto, assim que você vencer o Mr. ou Ms. Universo, diminua a sua ingestão.

### Vocês estão dizendo que proteínas demais são nocivas à minha saúde? A vida toda eu me preocupei em comer proteínas suficientes.
Ingerir nutrientes em excesso – inclusive proteínas – pode fazer mal à saúde. As proteínas são acidificantes, e seu excesso pode fazer mal aos ossos.

Além disso, proteínas extras costumam significar calorias adicionais, e calorias adicionais – quer elas venham de proteínas, de gorduras ou de carboidratos – transformam-se em gordura corporal. Você não quer isso.

A ideia de que precisamos de mais proteínas e de que quanto mais melhor é puro folclore. É uma ideia muito boa para quem vende proteína em pó, mas não para você.

**Acho que introjetei o pensamento de que os caras grandes e fortes comem muita carne.**
Nosso corpo transforma alimento em músculos, e isso vale também para os produtos de origem vegetal. O cavalo come grama, aveia e feno e transforma tudo isso em cavalo. O gorila come folhas e gramíneas e as transforma em gorila. Cavalos e gorilas são "caras grandes e fortes".

**Mas então o que os fisiculturistas e os atletas deveriam comer?**
Sente-se para não cair. A resposta é: carboidratos.

**Fala sério! Carboidratos como o pão?**
Os "carboidratos" não estão apenas no pão. Todas as plantas comestíveis são carboidratos. (Todos os alimentos contêm todos os macronutrientes, mas as plantas são os que têm mais carboidratos.) Segundo diversos estudos, as dietas que propiciam alto desempenho e rápida recuperação costumam favorecer os carboidratos complexos em detrimento das proteínas. É claro que precisamos de proteínas (e de gorduras também), mas, conforme já dissemos, quem não passa fome não tem dificuldade em obtê-las.

# CARBOIDRATOS

**O que exatamente são os carboidratos?**
Vamos definir as coisas direito logo de início: as plantas comestíveis são alimentos com carboidratos. Os carboidratos em si são estruturas moleculares que compõem a maior parte das plantas: uma cadeia de moléculas de carbono ligadas a moléculas de água – ou, literalmente, "carbono hidratado". Eles estão nos brócolis, nas massas e no açúcar, por exemplo. Do ponto de vista estrutural, as plantas são largamente constituídas de carboidratos, assim

como os mamíferos são largamente constituídos de proteínas e gorduras. (E água, é claro. Todos os seres vivos são em sua maior parte constituídos de água.) Os seres humanos também têm carboidratos na mistura, mas muito menos. As plantas são uma espécie de nossa imagem espelhada; são basicamente carboidratos. Mas é importante diferenciar o *tipo* de carboidrato.

**Nossa! Deixe-me processar essas informações. Os carboidratos não estão apenas no pão, mas também na couve?**
Eu disse que você ia se surpreender. Mas a resposta é sim! Os carboidratos são de longe a maior fonte de energia nutricional do planeta, e eles estão nas plantas. A maior parte da energia que alimenta os animais vem dos carboidratos.

**Nesse caso, porque todo mundo acha que os carboidratos nos fazem engordar?**
Porque os carboidratos não existem apenas nas plantas da natureza, mas também em muitos produtos saídos das fábricas. Carboidrato pode ser a lentilha ou o pirulito, o feijão ou a balinha. Por isso é absurdo fazer julgamentos sumários sobre um grupo tão heterogêneo de alimentos. É como dizer: "O clima é perigoso".

Alguns carboidratos são o sustentáculo da vida; outros sustentam as doenças. *Eliminar todos os carboidratos corresponderia a eliminar da dieta os alimentos mais nutritivos.* No entanto, diversas dietas de emagrecimento defendem exatamente isso. A Whole30, por exemplo, recomenda a eliminação de leguminosas e cereais integrais. Trata-se de um erro gigantesco, tanto para a saúde quanto para o controle do peso.

Mas, se por "eliminar carboidratos" você quer dizer "parar de comer doces, *junk food*, sobremesas, pão branco e refrigerantes", então está ótimo. Esse é o caminho. Apenas se lembre de que as plantas comestíveis também são carboidratos – e você precisa mais delas, e não menos.

> Carboidrato pode ser a lentilha ou o pirulito, o feijão ou a balinha.

**Os carboidratos podem fazer bem ou mal.**
Correto. Pense em maçãs, espinafre e cenoura *versus* maçã do amor, pé de moleque e algodão-doce. São todos carboidratos. Se uma dieta elimina carboidratos vegetais relativamente pouco processados – frutas, legumes,

verduras e cereais integrais –, ela comete o erro clássico e perigoso de misturar as coisas. Não podemos não gostar de carboidratos ou renunciar a eles, pois são os alimentos mais nutritivos do planeta.

**Os carboidratos são um grupo muito grande de alimentos. Quais devemos evitar?**
Farinha branca, para começar. O processamento retira dos grãos todos os nutrientes, e por isso a farinha refinada tem poucas fibras e está mais próxima do açúcar do que dos cereais integrais, como o nosso corpo bem sabe. Também devemos evitar o açúcar adicionado, sob todos os nomes usados pela indústria: sacarose; xarope de milho com alto teor de frutose; açúcar mascavo e açúcar branco; açúcar invertido e melado de cana; mel e xarope de agave, xarope de açúcar mascavo orgânico... e todos os outros disfarces.

Quando o grosso dos carboidratos que você ingere vem do consumo de farinha branca e açúcar adicionado, eles podem ser considerados ruins.

**Então os carboidratos PODEM ser o vilão.**
O vilão não são propriamente os carboidratos, mas os *maus alimentos*. Podemos criar maus alimentos a partir de qualquer coisa. Podemos criar maus alimentos com proteínas ou com gorduras também.

As generalizações do tipo "proteínas fazem bem, carboidratos fazem mal" ou são equivocadas ou fazem parte de campanhas de *marketing*.

**Entendo que alimentos feitos com ingredientes ultraprocessados, como o pão francês ou os bolos industrializados, não sejam saudáveis. E aqueles feitos com cereais integrais?**
Os cereais integrais nos fazem bem. São uma das melhores fontes de fibras que o nosso corpo consegue processar. Estudos de larga escala têm demonstrado a relação entre o consumo regular de cereais integrais e o baixo risco de desenvolvimento de doenças crônicas, de doenças cardiovasculares, de hipertensão e de níveis altos de triglicérides, além da melhoria do controle glicêmico (a oscilação dos níveis de glicose no sangue).

**O que são as fibras? O que elas fazem por nós?**
As fibras são um tipo especial de carboidrato que o nosso organismo não consegue converter em glicose, mas que tem diversos efeitos positivos.

As fibras mitigam o efeito potencialmente adverso de altas concentrações de carboidratos na forma de altos níveis de glicose ou insulina no sangue. Elas também fazem muito bem ao sistema gastrointestinal, ajudando os alimentos a descerem por ele rapidamente, o que é bom.

Há duas variedades de fibras: as solúveis e as insolúveis (às vezes chamadas de viscosas e não viscosas, respectivamente). As fibras solúveis se dissolvem na água do sistema gastrointestinal e formam uma barreira, ou filtro, que torna mais lenta a entrada de açúcar e gordura na corrente sanguínea. As fibras insolúveis não se dissolvem em água e formam o bolo alimentar, que transita por todo o sistema gastrointestinal. Nenhuma delas chega à corrente sanguínea – ambas exercem seus efeitos no sistema digestório, onde também podem servir de alimento ao microbioma.

**E essas fibras só existem em carboidratos não processados?**
Sim. Boas fontes de fibras: frutas, legumes, verduras, leguminosas, frutas vermelhas, aveia e outros cereais. (Alguns cereais são boa fonte apenas de fibras solúveis; outros, de fibras insolúveis; e alguns contêm as duas.) Quando as fibras são retiradas e resta apenas o amido – que é o que acontece no processamento da farinha branca –, o efeito nutricional do alimento é completamente alterado. A carga glicêmica (vamos falar dela na página 168) chega na estratosfera. Precisamos aprender a confiar na sabedoria da natureza e deixá-la em paz.

**E a história de que os carboidratos estimulam a liberação de insulina?**
Eles estimulam mesmo, assim como as proteínas, sendo que a maior liberação de insulina acontece quando misturamos carboidratos com proteínas. Mas é importante lembrar que as mesmas plantas com alta concentração de carboidratos nos dão também as fibras, e as fibras solúveis achatam as curvas da glicose e da insulina, evitando os perigos dos picos. Esta é uma diferença importante entre os carboidratos com fibras e os carboidratos sem fibras, que são sempre ultraprocessados: os carboidratos "bons" precisam de insulina para serem metabolizados, mas também diminuem a quantidade de insulina necessária. Consumir muitas fibras de fato *diminui* a quantidade de insulina e de glicose no sangue.

**Mesmo que os meus carboidratos venham apenas de cereais integrais, verduras, legumes e frutas, devo prestar atenção à quantidade?**
Não. O argumento da dieta cetogênica (e da dieta Atkins) está errado: desde que os carboidratos, as gorduras e as proteínas estejam em equilíbrio e sejam do tipo certo – pouco ou nenhum carboidrato ultraprocessado, pouca ou nenhuma gordura saturada (e nenhuma gordura *trans*), pouco ou nenhum produto de origem animal –, a dieta é boa.

Os carboidratos vegetais não processados estão associados a mais vitalidade, menos doenças crônicas, menores índices de doenças do coração, de diabetes e de obesidade. Eles são encontrados nas frutas, nos legumes, nas verduras, nas leguminosas e nos cereais integrais, que contêm também muitas fibras. Portanto, não se preocupe com a quantidade de carboidratos consumidos. Concentre-se em garantir uma alimentação equilibrada e diversificada; os macronutrientes se arranjarão.

**Mas quanto carboidrato devo comer?**
Lembre-se de que carboidratos são plantas e plantas são carboidratos, mas elas também fornecem proteínas e gorduras. Mas tudo bem, vamos direto ao ponto: os carboidratos devem ser a maior parte da sua alimentação; os padrões alimentares mais saudáveis do mundo focam nos carboidratos. A Food and Nutrition Board recomenda que o consumo mínimo de carboidratos seja de 40 por cento das calorias diárias totais, podendo chegar a 65 por cento ou 70 por cento. Se você estiver consumindo carboidratos de maneira saudável, essa quantidade abarca um amplo espectro de alimentos integrais.*

> Uma maçã não é "carboidrato", é uma maçã.

Mais uma coisa: a ideia de que os carboidratos nos fazem comer em excesso é falsa. É muito mais fácil se empanturrar de queijo e sorvete do que de maçãs. Assim, comer em excesso será um

---

* No Brasil, o *Guia alimentar para a população brasileira*, do Ministério da Saúde, não adota mais a recomendação de consumo a partir de calorias e nutrientes, mas propõe, de forma inovadora, que alimentos *in natura* ou minimamente processados, em grande variedade e predominantemente de origem vegetal, sejam a base da alimentação. (N. E.)

problema dependendo do alimento. É o alimento integral que determina seu efeito sobre a saúde, e não uma parte dele. Uma maçã não é "carboidrato", é uma maçã.

**"Carboidrato" é um termo amplo demais para ter algum significado quanto ao que devemos comer?**
Exatamente. Há recomendações de percentuais de macronutrientes na alimentação, mas podemos muito bem apenas consumir alimentos integrais sem nos preocuparmos com eles. É bacana entender como as coisas funcionam, mas é bem simples entender aquela relação entre maçã/maçã do amor, não?

## GORDURAS

**Quanta gordura podemos consumir em um dia?**
Apesar de tudo o que "aprendemos" no final do século XX, a variação dos percentuais de gorduras é consideravelmente maior do que a dos outros macronutrientes. Há bons resultados vindos de padrões alimentares como o de Okinawa, no Japão, no qual as gorduras respondem por apenas 10 por cento das calorias totais; essas são as dietas *low fat*. E há a dieta mediterrânea, na qual as gorduras respondem por mais de 40 por cento das calorias totais, sendo os benefícios para a saúde igualmente bons.

Naturalmente, o tipo de gordura faz diferença, e vamos chegar nisso.

**É uma variação bem grande.**
É mesmo. Porém, se o restante da alimentação for saudável, o resultado para a saúde será bom, desde que as gorduras sejam predominantemente poli- e monoinsaturadas. Essas são as gorduras presentes nas frutas oleaginosas, nas sementes e nos frutos como azeitonas e abacate – e elas são muito diferentes das gorduras encontradas num bife ou nos *cannoli*.

**Mas as gorduras não são o macronutriente mais associado ao ganho de peso?**
São o macronutriente com mais calorias por grama: 9. As proteínas e os carboidratos têm 4 calorias por grama. Ou seja, cada grama de gordura

tem duas vezes mais calorias do que 1 grama dos outros macronutrientes. Ao fim e ao cabo, as calorias são o que mais importa para o peso. Portanto, determinado peso em gorduras faz engordar mais do que o mesmo peso em carboidratos ou proteínas. Acontece que, dependendo da fonte, as gorduras podem saciar mais depressa, o que resulta em menor ingestão de comida.

Sacia duas vezes mais depressa? Às vezes. Alguns alimentos muito gordurosos, como as frutas oleaginosas, estão relacionadas a um maior controle do apetite e do peso. Contudo, numa dieta rica em gorduras que seja também rica em alimentos processados e açúcar, a densidade energética da gordura se torna um perigo. É por essa razão que muitos estudos científicos sugerem que alimentos muito gordurosos contribuem para a obesidade, ao mesmo tempo que outros estudos sugerem o contrário. Nesse caso (e em todos os outros), tudo depende da fonte das gorduras; o que importa é o alimento em si, e não o macronutriente.

Uma maçã tem 100 calorias, assim como 30 gramas de queijo (cerca de quatro cubinhos do tamanho de um dado). Imagine-se comendo cinco maçãs; agora imagine-se comendo vinte cubinhos de queijo. A maioria das pessoas consegue comer o queijo, mas não as maçãs. É fácil comer em excesso alimentos como queijo e sorvete. Uma taça de sorvete – uma porção normal para a maior parte das pessoas – contém açúcar e gorduras (como a *pizza*, cuja borda contém açúcar oculto). Essa combinação é especialmente problemática, porque as gorduras são a fonte mais concentrada de calorias e o açúcar é o mais potente estimulador do apetite. Tenha cuidado com ela se quiser continuar entrando nas calças.

**Podemos falar das gorduras saturadas? Andam dizendo por aí que as gorduras saturadas na verdade fazem bem.**
Não é verdade, mas, antes de mais nada, lembre-se de que o que importa é o equilíbrio. As gorduras saturadas em si não são nocivas; seu excesso, sim. Como nossa alimentação fornece toda a gordura saturada de que necessitamos – e muito mais –, acrescentar ainda mais gorduras saturadas com certeza nos fará mal. Sim, esse conceito ainda é válido.

O argumento de que as gorduras saturadas são boas surgiu porque a população engordou e ficou doente durante o ápice da campanha *low fat*, nos anos 1990. Se o consumo de gordura caiu e a saúde das pessoas piorou, eliminar as gorduras teria sido uma má ideia.

O problema é que nós não eliminamos as gorduras de fato! Nos Estados Unidos, a ingestão de gorduras aumentou nas últimas décadas, mas, como o consumo total de calorias aumentou *ainda mais* – graças aos carboidratos refinados e ao açúcar adicionado –, o percentual relativo de calorias oriundas das gorduras caiu um pouco.* Chegamos a esta situação não porque diminuímos a proporção entre gorduras e calorias, mas porque aumentamos o total de calorias ingeridas.

Já a informação de que as gorduras saturadas tinham sido totalmente isentadas surgiu com dois estudos focados em nos dizer o que tínhamos de saber sobre essas gorduras. Ambos estudaram a variação do percentual de gorduras ingeridas em várias populações – das que consumiam relativamente menos até as que consumiam relativamente mais –, e descobriram que não havia nenhuma diferença nos índices de doenças cardíacas. Portanto, os dois estudos concluíram que as gorduras saturadas não eram o vilão que imaginávamos.

Surpreendente, não? Bem, esses estudos deixaram passar uma informação vital: os índices de doença cardíaca eram altos e constantes tanto nas populações que consumiam "menos" gorduras saturadas quanto nas que consumiam mais. Para começar, isso significa que os dois padrões alimentares – fossem quais fossem os detalhes – eram igualmente ruins para o coração. Os níveis "menores" ainda eram muito altos, situando-se acima da ingestão recomendada de gorduras saturadas. Todos os sujeitos dos dois estudos consumiam gorduras saturadas demais. Na melhor das hipóteses, esses dados foram simplificados pela imprensa; na pior, foram simplesmente mal interpretados.

Mas esses estudos têm uma falha ainda maior: não perguntaram àqueles que consumiam um pouco menos de gorduras saturadas o que eles comiam *em seu lugar*. De fato, a palavra "açúcar" não aparece nenhuma vez no estudo mais recente (publicado em 2014). Porém, quando as pessoas cortam as gorduras, elas tendem a recorrer a produtos industrializados

---

* Segundo o IBGE, no Brasil, o consumo de gordura saturada diminui entre homens e mulheres de todas as faixas etárias desde 2010, a ingestão de açúcar e sal ainda é alta. (N. E.)

com alto teor de açúcar, muitos dos quais contêm também gorduras *trans*. Em outras palavras, as pessoas que ingeriam um pouco menos de gorduras saturadas podiam estar consumindo mais açúcar e gorduras *trans*. Seria de se esperar que os autores dos estudos investigassem o problema do "em vez do quê?", pois há mais de uma maneira de comer mal.

**Já fizeram algum estudo que investigasse quais alimentos costumam substituir aqueles que têm alto teor de gorduras saturadas?**
Sim. Em 2015, um estudo que acompanhou mais de 100.000 pessoas ao longo de trinta anos fez a seguinte pergunta: no grupo que reduziu o consumo de gorduras saturadas durante o estudo, com que outros alimentos eles repuseram essas calorias? A pesquisa descobriu que algumas pessoas reduziram o percentual de calorias oriundas das gorduras saturadas – um pouco menos de laticínios, um pouco menos de carne – e aumentaram a ingestão de gorduras *trans*; provavelmente, substituíram manteiga por margarina. Nesse grupo, os índices de doença cardíaca *pioraram*. Ou seja, há alimentos piores do que as gorduras saturadas. É por isso que as gorduras *trans* foram parar na lata de lixo da história da nutrição. Tudo isso também demonstra como se pode chegar à conclusão de que as gorduras saturadas são "boas". Mas não é porque quebrar a perna é melhor do que ter um infarto...

**Quais alimentos devo eliminar da minha dieta se quiser reduzir a ingestão de gorduras saturadas?**
Carnes e laticínios. Substitua as calorias dessas gorduras saturadas pelas calorias de gorduras não saturadas ou de carboidratos complexos, como os cereais integrais. Essa mudança resulta numa grande queda nos índices de doenças cardíacas.

**Quais alimentos com gordura não saturada eu devo comer?**
Frutas oleaginosas, azeitonas, azeite de oliva, abacate, peixes e frutos do mar.

**Mas esses alimentos têm bastante gordura. Não é melhor recorrer a opções com baixo teor de gorduras, ou *low fat*?**
Não necessariamente. Lembre-se de que os indivíduos que substituíram as gorduras saturadas por produtos *low fat* em geral optaram por

alimentos compostos por cereais refinados e açúcar. Isso significa que comeram menos *pizzas* de calabresa, mas mais biscoitos e bolachas. Os índices de doenças do coração entre eles eram exatamente os mesmos dos que prevaleciam entre os que consumiam mais gorduras saturadas. O tipo de gordura e a qualidade dos alimentos parecem fazer mais diferença do que a quantidade total de gorduras na dieta. Há muitas gorduras boas à nossa disposição, conforme vamos ainda ver.

**Existem gorduras saturadas boas?**
Sim. A gordura saturada que predomina no chocolate com alto teor de cacau – o ácido esteárico – não está relacionada a inflamação ou aterosclerose. Também há uma controvérsia em torno do ácido láurico, a gordura saturada predominante no coco. Ácidos graxos saturados diferentes se comportam de maneiras diferentes, e há ácidos graxos saturados no queijo e no iogurte que são inócuos, ou talvez até benéficos. Mas até o momento não existe nenhuma evidência convincente de qualquer benefício das gorduras dos laticínios, como existe do azeite de oliva, das nozes ou do salmão selvagem.

**Qual é a conclusão sobre as gorduras saturadas?**
Há mais de uma maneira de comer mal, e, graças à indústria alimentar, temos sido encorajados a experimentar todas. As gorduras saturadas não nos fazem bem, mas isso não significa que as gorduras *trans*, os cereais ultraprocessados (como a farinha branca) e o açúcar sejam bons substitutos. Altas concentrações de todos esses alimentos aumentam o risco de doenças cardíacas.

## COLESTEROL

**Devo me preocupar com o colesterol?**
Sim, porque ele impacta a saúde do coração. Níveis elevados de colesterol (um lipídio presente em alimentos de origem animal que também é produzido por nosso organismo; ele circula no sangue e é usado na produção de vários hormônios e estruturas celulares) na corrente sanguínea – em especial o "mau" colesterol, ou LDL – aumentam a propagação de placas

de ateroma, que entopem as artérias e causam infartos, derrames e alguns tipos de falência de órgãos. Entre todos os compostos que transportam colesterol pelo sangue, o LDL (proteína de baixa densidade) é o mais associado a elevado risco de doenças do coração. Em contraste, o HDL (lipoproteína de alta densidade) é normalmente chamado de colesterol "bom", porque é o veículo que mais ajuda a tirar colesterol do sangue, estando associado à redução do risco de doenças cardíacas.

A relação entre os níveis de colesterol no sangue e o risco cardiovascular – quanto mais colesterol, maior o risco – é conhecida como hipótese do colesterol, e essa hipótese é adotada por cardiologistas de todo o mundo.

**Se é uma hipótese, então não temos certeza sobre o colesterol?**
Temos, sim. Sabemos há 75 anos que não é bom ter níveis altos de colesterol no sangue. Não há nenhuma controvérsia sobre isso entre os cardiologistas. Existe um grupo muito pequeno mas barulhento que argumenta que o colesterol não é um vilão e que não precisamos nos preocupar com nossa ingestão de gorduras saturadas ou de alimentos com colesterol. Basicamente, são as mesmas vozes que defendem que se consuma mais carne e mais laticínios. Eles estão equivocados.

**Qual é a diferença entre o colesterol no sangue e o colesterol dos alimentos?**
Por diversas razões, o colesterol dos alimentos (dietético) tem menos impacto no corpo do que o colesterol no sangue. E o colesterol dos alimentos de fato tem menos efeito sobre o colesterol no sangue do que vários outros alimentos. Ele tem muito menos efeito que as gorduras saturadas, por exemplo. Na verdade, nosso corpo tem um sistema muito bom para se livrar do excesso de colesterol.

**Quais alimentos contêm colesterol?**
Carnes, laticínios e ovos – estes, a fonte mais rica de todas. O colesterol está mais ou menos presente em quase todos os produtos de origem animal, inclusive nos peixes e nos frutos do mar, pois ele é parte das células animais.

**Há algum alimento que reduza os níveis de colesterol no sangue?**

Vários dos suspeitos de sempre: fibras solúveis, como as presentes nas leguminosas, em certos cereais e numa ampla variedade de frutas. As gorduras mono- e poli-insaturadas não resolvem nada definitivamente, mas podem ajudar porque costumam substituir as gorduras saturadas.

**O que causou a controvérsia em torno do colesterol?**
A controvérsia cresceu em 2015, com o lançamento do Relatório do Comitê Consultivo de Diretrizes Alimentares, trabalho científico que informa o desenvolvimento das diretrizes alimentares dos Estados Unidos. Os cientistas decidiram que a dieta norte-americana típica não estava contribuindo com quantidades de colesterol suficientes para ser um problema significativo. Portanto, não era útil que as pessoas continuassem se preocupando com ele. O que ninguém diz é que o colesterol dietético é em larga medida irrelevante.

**E deveríamos nos voltar para as gorduras saturadas.**
Exato. E as gorduras saturadas afetam muito mais os níveis de colesterol no sangue.

**Mas o colesterol dietético continua sendo ruim para nós, certo?**
Segundo os defensores de padrões alimentares muito saudáveis, como a dieta vegetariana estrita otimizada, não devemos consumir alimentos com colesterol, e há estudos que mostram que, se consumirmos uma dieta vegetariana de ótima qualidade e adicionarmos um ovo por dia, veremos um efeito negativo no colesterol sanguíneo. Essencialmente, se começarmos com quase nenhuma exposição ao colesterol dietético – e os vegetarianos estritos não têm exposição nenhuma, pois só há colesterol nos alimentos de origem animal – e passarmos a consumi-lo, ele também vai subir no nosso sangue.

Em contraste, tendo como pano de fundo dietas com alto teor de gorduras saturadas e uma boa quantidade de colesterol, de fato não existe nenhuma relação clara com pequenas variações no colesterol dietético.

**O que vocês estão tentando dizer é que temos coisas mais importantes a fazer do que nos preocupar com o colesterol dos ovos.**
Isso mesmo. Não há nenhum benefício para a saúde pública em fazer as pessoas focarem em quanto colesterol elas consomem por dia.

**O que isso tem a ver com a conversa sobre colesterol e ovos?**

Quando as pessoas param de comer ovos porque estão preocupadas com o colesterol, elas não começam a comer aveia, nozes e frutinhas vermelhas, mas doces e pães. Ao focar no colesterol e recomendar às pessoas que não comam ovos, causamos prejuízos à qualidade geral da sua alimentação devido às substituições que as pessoas fazem.

Mais uma vez, a questão é: "Em vez do quê?" Com certeza o ovo será benéfico se estiver substituindo uma rosca açucarada. O ovo é nutritivo e saciante, e seus benefícios superam os prejuízos potenciais do seu colesterol. Melhores que o ovo, no entanto, são os cereais integrais, as frutas, os legumes, as verduras etc.

**Então, se o meu café da manhã for vegetariano e saudável, não preciso comer ovos; mas, se ele for composto de roscas doces e pão francês, melhor substituí-lo por ovos?**

Sim, com certeza. A menos que você seja vegetariano estrito, pode comer ovos. Eles são uma fonte de proteínas excelente para evitar outras fontes de colesterol, como as gorduras saturadas. Portanto, se você começar a comer mais ovos, diminua o consumo de carne, que tem o dobro de gorduras saturadas.

Mas esta é, de fato, uma discussão sobre ausência de danos. Se o assunto for *benefícios*, o melhor café da manhã é composto por frutas oleaginosas, frutas vermelhas e aveia, por exemplo.

## INFLAMAÇÃO

**O que exatamente é a inflamação e por que ela é nociva?**

A resposta inflamatória é a ação do sistema imunológico, que é a linha de defesa básica do nosso organismo contra invasores. Seu papel fundamental é diferenciar o nosso corpo de um corpo estranho. Portanto, em princípio, a inflamação é *positiva*.

**Existe algo de fora de meu corpo que possa não ser considerado um invasor?**

Sim, e isso é um problema. O sistema imunológico faz as piores suposições sobre os corpos estranhos. E trata como ameaça todos aqueles que ultrapassam os portões.

**Isso parece OK.**
Na maior parte das vezes, é mesmo. Ao fim e ao cabo, estamos bem protegidos contra um mundo repleto de bactérias, vírus, parasitas e fungos porque nosso sistema imunológico nos defende contra a inflamação. A inflamação ocorre em qualquer parte do corpo em que uma ameaça seja identificada. Essa ameaça dispara um influxo de glóbulos brancos e substâncias químicas que nós chamamos de inflamação. Às vezes, é possível até mesmo vê-la: se um invasor entra e uma parte do organismo se infecta – digamos que uma farpa entre no seu dedo –, essa região fica vermelha e incha. Está inflamada.

**Portanto, a inflamação nos permite ver o corpo se curando?**
A inflamação que podemos ver também representa a inflamação invisível. O processo básico é o mesmo, mas esta acontece nos recessos e fissuras do corpo, nos vasos sanguíneos e no interior dos órgãos.

**Para esclarecer: nós de fato precisamos da inflamação?**
Se não houvesse a inflamação, não conseguiríamos curar os ferimentos. Não seríamos capazes de combater vírus, parasitas e fungos com eficácia – nem as células cancerosas. Portanto, sim, precisamos da resposta inflamatória.

**Mas nem sempre ela é desejada?**
Infelizmente, pode ser difícil para o nosso organismo distinguir entre si mesmo e um corpo estranho, pois eles podem se tornar bem parecidos. E as consequências não são boas.

**Como assim?**
Quando um corpo estranho se parece muito ao nosso organismo, ele pode enganar o sistema imunológico. É assim – quando o corpo e o corpo estranho são muito parecidos – que surgem as doenças autoimunes, como a artrite reumatoide, a doença de Crohn ou a esclerose múltipla. É assim também que podemos ficar propensos a coisas como a alergia ao

pólen. O pólen não é perigoso em si, mas, como o nosso sistema imunológico o identifica como um corpo estranho, ele pode reagir como se o pólen fosse uma ameaça. O resultado é um tormento que na verdade não está protegendo nosso organismo de nada. Até onde sabemos, nenhum ser humano morreu por ter sido... polinizado.

**Por que a inflamação em si é nociva?**
A batalha entre nosso corpo e os corpos estranhos tem as mesmas consequências potenciais de um conflito militar: circunstantes inocentes – neste caso, as células saudáveis do nosso organismo – podem acabar feridos. No caso da inflamação, empreendemos uma batalha interna, liberando compostos químicos capazes de matar bactérias e vírus. Idealmente, a inflamação evita o prejuízo às células saudáveis desferindo uma resposta imunológica robusta mas cuidadosa. Muitas dessas substâncias químicas se valem da oxidação para combater os invasores. Assim como a ferrugem faz com o ferro, nossos glóbulos brancos utilizam os radicais livres do oxigênio para matar os inimigos. Porém, eles podem matar células saudáveis também.

**No mundo ideal, como um sistema imunológico saudável lidaria com a inflamação?**
Nosso organismo produz compostos pró-inflamatórios e compostos anti-inflamatórios – as prostaglandinas – de maneira a, se necessário, desferir uma resposta inflamatória ou diminuir sua intensidade. Mas a atividade inflamatória intensa aumenta o risco de doenças cardíacas, diabetes, câncer etc.

O objetivo é alcançar o equilíbrio perfeito: um sistema imunológico que tenha em seu arsenal os compostos químicos para se defender contra o câncer e as doenças crônicas, mas que ao mesmo tempo disponha de compostos anti-inflamatórios para suprimir a inflamação quando ela não é benéfica.

**E qual o papel da comida nessa história?**
A comida contribui para a produção de prostaglandinas. Assim, uma dieta anti-inflamatória – conforme descrição na página 69 – pode ajudar a manter a inflamação sob controle.

# AÇÚCAR

**Devo me preocupar com o alto conteúdo de açúcar das frutas?**
Não, mas entendemos sua pergunta, já que nos últimos anos dois "fantasmas" passaram a circular, sugerindo que renunciássemos às frutas. O primeiro era o índice glicêmico; o segundo, o "perigo" da frutose.

**O que é índice glicêmico?**
É a medida de quanto determinada quantidade de açúcar dos alimentos aumenta o nível de glicose no sangue. Altos níveis de glicose no sangue são perigosos porque podem causar diabetes.

**E as frutas têm alto índice glicêmico?**
Algumas frutas têm índice glicêmico relativamente alto; outras plantas comestíveis também. Soube-se que essas frutas aumentavam a glicose no sangue; a conclusão seguinte foi a de que aumentavam o risco de diabetes.

**Isso contradiz sua ideia de que uma dieta baseada em plantas comestíveis, inclusive frutas, é saudável.**
Sem falar que o medo do índice glicêmico se estendeu a alimentos como a cenoura.

**E o índice glicêmico é uma maneira confiável de julgar se um alimento é bom para a saúde?**
Não. Ele tem seu valor, mas julgar um alimento apenas com base em seu índice glicêmico é como julgar o caráter de uma pessoa com base apenas no tamanho dos pés. O índice glicêmico mede quanto a glicose no sangue sobe com a mesma quantidade de açúcar de diferentes alimentos. O problema de atribuir essa medida a frutas ou à cenoura é que, para atingir a mesma quantidade de açúcar de um sorvete ou de uma cenoura, é necessária uma porção muito pequena de sorvete contra uma porção imensa de cenouras.

O índice glicêmico não calcula a *concentração* de açúcar. Essa é a distinção crucial. Entre uma pessoa que tem 45 quilos e outra que tem 90 quilos, quem está acima do peso?

**Obviamente, a pessoa que tem 90 quilos.**
E se lhe diséssemos que a pessoa de 45 quilos é um menino de 5 anos e a de 90 quilos é um homem de 1,95 metro? Essas informações mudam tudo: o homem é magro demais, ao passo que o menino parece obeso e, portanto, "mais pesado" em relação à altura. A cenoura contém açúcar, mas ele é bastante diluído. No sorvete, o açúcar é concentrado. O índice glicêmico não leva em conta essa diferença.

**Existe uma maneira melhor de entender o conteúdo de açúcar dos alimentos?**
Sim: a carga glicêmica. Ela, sim, leva em conta a concentração de açúcar do alimento, essencialmente relativizando a concentração da mesma maneira que o índice de massa corporal (IMC) relativiza o peso com a altura.

**O foco no índice glicêmico produz algum benefício para a saúde, como emagrecimento ou redução da glicose no sangue?**
Não. Pesquisas mostraram uma associação entre o consumo regular de frutas integrais e *menor* risco de obesidade e diabetes. Ninguém se torna obeso ou diabético por comer cenouras. É um equívoco viver obcecado com apenas uma medida, qualquer medida, e achar que ela é tudo o que importa em relação à comida.

**Vocês também mencionaram a frutose. Vocês a consideram nociva?**
A obsessão pela frutose é uma variação da obsessão pelo índice glicêmico. Muitos começaram a falar dos prejuízos potenciais da frutose. Mas a frutose é o açúcar da fruta. Portanto, está nas maçãs, nas bananas, nos pêssegos – em todas as frutas. E também em muitos legumes e verduras.

O xarope de glicose de milho não existe em nenhum alimento natural; por isso, é sempre um indicador de produto ultraprocessado.

**Mas o xarope de glicose de milho é nocivo, certo?**
A frutose é um açúcar natural das plantas, o xarope de glicose de milho é processado em fábricas, sendo uma mistura de frutose e glicose de milho. Existem diferentes versões, mas, em média, o xarope de glicose de milho à venda nos mercados tem 55 por

cento de frutose e 45 por cento de glicose. Na sacarose, que vem a ser o açúcar de mesa, essa proporção é 50 para 50.

Embora haja diferenças na maneira como eles são metabolizados, o xarope de glicose de milho e o açúcar exercem efeitos semelhantes na nossa saúde.

### Então por que fomos levados a acreditar que a frutose é pior do que o açúcar?

Pela razão de sempre: um pouco de ciência, muita badalação e muita distorção. Alguns problemas foram associados à frutose em relação à glicose – notadamente a produção e o acúmulo de gordura no fígado, uma condição conhecida como esteatose hepática. Esse problema e a quantidade de xarope de glicose de milho presente na indústria de alimentos levaram à campanha contra a frutose, como se *toda e qualquer* frutose fosse nociva, assim como todos os alimentos que contêm frutose. O resultado foi as pessoas começarem a evitar o consumo de frutas.

### Qual é a verdade sobre a frutose?

A verdade sobre a frutose é bastante parecida com a verdade sobre qualquer nutriente: o que importa é o alimento. A frutose está nas frutas, nos legumes e nas verduras, e estes são sempre bons para nós; eles nos *defendem contra* a obesidade, o diabetes e a gordura no fígado.

O xarope de glicose de milho não existe em nenhum alimento natural; por isso é sempre um indicador de produto ultraprocessado. Esse alimento é nocivo por uma série de razões, sendo o alto conteúdo de açúcar (frutose) uma delas. O mesmo vale para *todo* açúcar adicionado a um alimento processado, inclusive a sacarose.

No entanto, as frutas são bons alimentos, e a frutose que elas contêm não altera esse fato. Para viver, nós não extraímos os nutrientes dos alimentos; nós comemos o alimento, e o nosso organismo processa os nutrientes que houver neles. Comer uma fruta não é o mesmo que comer frutose.

### Então a frutose é como os outros açúcares?

De quem conheço, a pessoa que mais se destacou no relato dos perigos da frutose, o endocrinologista Robert Lustig, jamais recomendou que parássemos de comer frutas. Sua principal preocupação era a frutose oriunda do açúcar adicionado – tanto na forma de xarope de glicose de milho como de sacarose.

**Existe alguma razão para usar substitutos do açúcar?**
Bem, a ideia é que eles eliminem o açúcar da dieta, reduzam as calorias consumidas e não estimulem uma resposta insulínica. Portanto, em teoria, eles reduziriam o risco de ganho de peso, de obesidade e de diabetes.

**E funcionam? Fazem tudo isso mesmo?**
Isso não está muito claro. Uma das maiores preocupações é o fato de os substitutos do açúcar não ajudarem a diminuir a paixão por doces. Quando muito, alimentam essa paixão e ajudam a transformá-la em fissura. Embora possam satisfazer a vontade de comer um docinho, os adoçantes artificiais são doces demais: têm poder edulcorante de 600 a 1.300 vezes o do açúcar. Portanto, embora matem a vontade de comer doces, podem na verdade *cultivar* a fissura por eles.

**Então é melhor beber refrigerante "normal"?**
O melhor é não beber refrigerante nenhum. E, por falar nisso, o melhor é também não adicionar açúcar nem adoçante artificial ao café ou ao chá.

**Mas o café é muito mais gostoso quando ligeiramente adoçado!**
Neste momento, sim; porém, conforme dissemos na página 19, é possível retreinar o paladar. Em vez de usar adoçantes artificiais para reduzir o consumo de açúcar e as calorias, procure alterar a sensibilidade das suas papilas gustativas para o sabor doce.

**Certo, reabilitação das papilas gustativas.**
Isso mesmo. E os adoçantes artificiais não ajudam.

Consideramos o adoçante artificial uma espécie de bandeide. Obviamente, se você estiver com um corte no dedo, o bandeide vai ajudar. Portanto, não descartamos o valor do bandeide. Acontece que ele é uma solução temporária. Para aquele corte, a solução de longo prazo é a cicatrização. E a solução de longo prazo para o consumo de açúcar é "curar" a sua dieta de maneira que ela não seja sobrecarregada de sacarose e outros adoçantes. Desse jeito, você não comerá muito açúcar e não precisará de adoçantes artificiais.

**Existem outros fatores de preocupação no que diz respeito aos adoçantes artificiais?**

A principal preocupação é o fato de eles serem *artificiais*. Trata-se de substâncias químicas que não fazem parte da composição natural dos alimentos. Estudos feitos em animais mostraram que os adoçantes artificiais podem perturbar o microbioma.

**E isso quer dizer o quê?**
O microbioma é o conjunto de bactérias que vivem em nosso trato gastrointestinal (saiba mais na página 184). Ao consumirmos adoçantes artificiais, colocamos dentro do nosso organismo substâncias químicas que as nossas bactérias não reconhecem – e elas não gostam disso.

**E como isso afeta a minha saúde?**
Esse é o aspecto particularmente vexaminoso. Diversos estudos mostraram que as perturbações do microbioma resultantes do consumo de adoçante artificial estão diretamente relacionadas ao desenvolvimento de resistência à insulina. A resistência à insulina precede o diabetes, uma das doenças que a eliminação do açúcar ajudaria a prevenir. Portanto, é irônico que os substitutos químicos do açúcar causem o problema que eles deviam ajudar a evitar.

Mas, para sermos justos, devemos dizer que a literatura a esse respeito é obscura. Alguns estudos demonstram que os substitutos do açúcar – bebidas e alimentos adoçados – de fato ajudam as pessoas a reduzir a ingestão de açúcar e as calorias no curto prazo; portanto, pode haver vantagens em seu consumo. No entanto, estudos de longo prazo mostram que o açúcar e as calorias eliminados de um alimento reaparecem sorrateiramente em outra forma. Assim, devemos ser cautelosos e minimizar nossa confiança nos substitutos do açúcar.

**Muito bem. Voltemos ao açúcar. É possível treinar o meu paladar de modo que eu me torne alguém que "não gosta de sobremesa" ou que "só gosta de chocolate amargo"?**
Sim.

**Como?**
Se a sua dieta tiver uma quantidade mínima de açúcar, você vai precisar de muito menos dele para satisfazer o desejo por doce. Por quê? Porque você vai se tornar mais sensível ao açúcar. Quanto mais açúcar você

comer, mais você vai precisar para se satisfazer. Quanto menos açúcar comer, menos vai sentir falta dele.

**Quase como uma droga?**
Sim, o vício em açúcar é como qualquer outro vício: quanto mais você consome, mais necessidade sente. Esse fenômeno é chamado de tolerância.

**Então é possível ser viciado em açúcar?**
Depende do que se entende por "viciado". As definições variam, mas, para todos os propósitos, sim, porque uma das características do vício é a tolerância. Quanto mais consome, mais quer. Ou seja, você satisfaz a vontade de comer doce momentaneamente, mas cultiva o desejo ao longo do tempo.

**O que vocês recomendam?**
Como dissemos, reabilitação das papilas gustativas. Descubra em quais alimentos da sua dieta o açúcar se esconde – molhos de tomate e de salada – e prefira versões sem açúcar adicionado (ou faça-as em casa). O molho de tomate industrializado pode ter mais açúcar (em relação às calorias) do que a cobertura de chocolate para sorvete.

**Isso é um pouco assustador. Quem compraria esse molho?**
Muita gente, porque não sabem que o açúcar está lá – mas gostam do sabor. Idem para molhos de salada, pães, *pretzels*, *chips* de batata e, naturalmente, cereais matinais; nesses alimentos, muitas vezes há mais açúcar do que o ingrediente principal. Podemos afirmar com segurança que adicionam açúcar a quase todos os alimentos ultraprocessados. A indústria sabe que somos atraídos para esses alimentos por causa da nossa fissura pelo sabor doce. Você pode estar comendo uma variedade de alimentos processados para conseguir o açúcar que deseja, mesmo que venha usando adoçante artificial no café.

    Cozinhe sua própria comida e confira os rótulos dos alimentos prontos; se contiverem açúcar, compre outra coisa.

**Mais uma questão: se eu consumir alimentos e bebidas doces industrializados, devo escolher os que levam adoçante artificial ou açúcar? Diet Coke ou Coca comum?**

Desde que o açúcar ocupe uma pequena parcela da sua dieta, recomendamos que não use adoçante artificial; uma Coca-Cola por semana não mata ninguém. Mas lembre-se do nosso mantra: "Em vez do quê?" O melhor mesmo é comer um pêssego e beber um copo de água.

**Adoçantes como a estévia são melhores?**
Substitutos "naturais" do açúcar, como a estévia, não são tão doces quanto os adoçantes artificiais. A estévia também já demonstrou um efeito estabilizador da insulina. Como o objetivo é consumir menos açúcar, este substituto natural é promissor, mas as pesquisas ainda não são conclusivas.

**Existe alguma maneira testada de diminuir a minha vontade de comer doces?**
Trata-se de uma questão de quantidade. Quanto menos açúcar você incluir na dieta, melhor. Concentre-se no de sempre: legumes, verduras, frutas oleaginosas, sementes, cereais integrais, leguminosas e frutas. Você não precisa do açúcar adicionado aos alimentos processados. Então, se tomar um refrigerante ou um sorvete *de vez em quando*, tudo bem; eles não terão importância porque você já resolveu o grosso do problema.

**Quanto açúcar posso comer?**
Em geral, a recomendação é que no máximo 10 por cento das calorias venham do açúcar adicionado. Mas seria melhor consumir apenas 5 por cento, ou cerca de 5 colheres (chá). Portanto, para uma dieta de 2.000 calorias diárias, isso significa um refrigerante pequeno, ou 1 colher (chá) de açúcar para cada uma das cinco xícaras de café, ou ainda um pouquinho de sorvete, ou iogurte adoçado... Não estamos dizendo: "Não coma açúcar". Estamos recomendando: "Não coma muito açúcar".

# SAL

**O sal causa hipertensão?**
Sim. Nos últimos anos, a comunidade médica tem debatido a quantidade máxima recomendada e também se devemos nos preocupar quando alguém ingere *pouco* sal. Para muita gente, o problema é o excesso de sal.

### Em termos gerais, que tipo de pessoa deve se preocupar com a ingestão de sal?

Pessoas que têm ou tiveram risco de sofrer de pressão alta (hipertensão), insuficiência renal ou insuficiência cardíaca congestiva.

### Para todos os demais o sal não causa problemas?

A pergunta sensata e científica a fazer é se sabemos qual é o nível ideal de ingestão de sal. E se sabemos, especificamente, qual é o nível ideal de ingestão de sal para cada segmento da população: pessoas saudáveis e pessoas sob risco de várias doenças, como a hipertensão. Essas são as perguntas que devemos fazer.

### Bem, sabemos qual é o nível ideal de ingestão de sal? E sódio é a mesma coisa que sal?

"Sal" é um termo que designa a combinação de um íon carregado positivamente com um íon carregado negativamente. O sal de mesa é uma combinação de sódio e cloreto, mas ele é tão comum que empregamos as palavras "sal" e "sódio" indistintamente, pois quase todo o sal que usamos (na alimentação, pelo menos) é cloreto de sódio. Metade desse sal é sódio; metade é cloreto.

Seja como for, a conclusão de diversos estudos realizados nos últimos anos é que não há certeza quanto à ingestão ideal de sal. Mais de 1.500 miligramas por dia pode ser muito pouco; 1.200 miligramas por dia é certamente muito pouco; 2.000 miligramas (2 gramas, ou uma boa pitada) por dia pode ser a medida certa; e mais do que isso é provavelmente demais. Mas não temos certeza absoluta.

### Se não sabemos quanto é saudável, então quanto sódio devo consumir?

Numa sociedade pautada pelas manchetes, quando admitimos não saber qual o melhor nível de sódio, algumas pessoas concluem que não sabemos nada que preste. Portanto, porque restringir o consumo de sódio? Acontece que todas as razões para não restringir o sódio são altamente teóricas, implausíveis e descoladas da realidade. Sal demais aumenta a pressão sanguínea; isso nós sabemos.

### Qual é a realidade?

Nos Estados Unidos, a atual recomendação é de até 2.400 miligramas de sódio por dia, para adultos. Porém, na média, os adultos consomem 50 por cento mais – mais de 3.500 miligramas. Quase certamente, essa quantidade é excessiva, mas muitos norte-americanos consomem mais de 4.000 miligramas por dia, sendo que não é incomum encontrar quem consuma 5.000 ou 6.000 miligramas.*

**Esses números parecem alarmantes, mas o que eles significam exatamente?**
Costumamos usar o consumo de 2.000 calorias por dia como protótipo da ingestão calórica de um adulto. Portanto, 2.400 miligramas de sódio, que é a recomendação, representam 1,2 miligrama por caloria. Se o rótulo de qualquer alimento industrializado mostrar uma quantidade de sódio muito mais alta do que a quantidade de calorias, isso significa que esse alimento contém sódio em excesso.

**Posso comer muito pouco sal?**
A ingestão mínima de sal recomendada – 500 miligramas por dia para um adulto – pode ser muito pouco para algumas pessoas. (Lembre-se: esse é o patamar mínimo.) No entanto, a discussão sobre a quantidade suficiente de sal foi deturpada e se tornou enganosa e inútil. É mais provável que você esteja consumindo mais do que o suficiente.

**Como saber?**
Veja as informações nutricionais nos rótulos de alguns itens da sua despensa; pode ser que você descubra que muitos têm mais miligramas de sal por porção do que calorias. Coma o bastante de um deles (e do tipo de comida servida fora da sua casa) e quase com certeza você estará consumindo sódio demais.

---

\* Recentemente, a Organização Mundial de Saúde (OMS) publicou estudo recomendando a ingestão máxima de 5 gramas de sal por dia, o que equivale a 2 gramas de sódio por dia. No Brasil, o consumo é de quase o dobro. O estudo completo (em inglês) pode ser obtido em https://apps.who.int/iris/bitstream/handle/10665/341081/9789240025097-eng.pdf. (N. E.)

Em outras palavras, se você come alimentos ultraprocessados, é difícil atingir a meta de 2.400 miligramas de sal e 2.000 calorias, pois a maior parte desses alimentos tem mais miligramas de sódio por porção do que calorias.

### OK, vou manter distância de salgadinhos industrializados.
Não se trata apenas dos alimentos salgados. Tal como faz com o açúcar, a indústria coloca sal em quase tudo, e em quantidades generosas. Porém, por mais estranho que pareça, alguns alimentos no corredor dos salgadinhos podem ter relativamente pouco sódio, porque têm muito poucos ingredientes. Por exemplo, se você comprar um salgadinho de milho que contenha apenas milho, óleo de canola e sal, cada partícula de sal colocada nessa fórmula simples de três ingredientes está à mostra; você sentirá seu gosto. (Entenda que não estamos promovendo os salgadinhos; estamos promovendo a conscientização.)

O sal se esconde em lugares inesperados. Alimentos como cereais matinais quase sempre têm alta concentração de sódio em relação às calorias. Você pode pensar que, como comeu cereais matinais no café da manhã e eles são doces, tudo bem comer alguns embutidos no almoço, mas a verdade é que, ao terminar o café da manhã, provavelmente terá consumido muito mais sal do que o recomendado.

Em geral, o sódio vem dos alimentos ultraprocessados: em muitas dietas, 80 por cento do sódio não vem do saleiro, mas do sal processado em alimentos vendidos em pacotes, caixas, garrafas, vidros ou latas. A comida dos restaurantes também é notoriamente salgada.

*Em muitas dietas, 80 por cento do sódio não vem do saleiro, mas do sal processado em alimentos vendidos em pacotes, caixas, garrafas, vidros ou latas.*

### Por que há sódio em todos os alimentos ultraprocessados?
Por boas razões. Para começar, o sal torna os alimentos saborosos. Além disso, ele estimula o apetite. E preserva os alimentos, o que aumenta o tempo de prateleira.

### Mas nós precisamos de sódio, certo?
Sim. O sódio é um elemento constituinte do sangue. Ele desempenha muitos papéis importantes na regulação das funções da membrana celular. E é fundamental para o sistema nervoso.

**Tem um jeito fácil de garantir que eu não esteja consumindo sal em excesso?**
A dieta DASH (veja página 65), que foi criada para reduzir a pressão sanguínea, faz isso. Ou então, evite alimentos ultraprocessados e não coma fora muitas vezes. Essas duas providências devem também resolver o problema.

# ANTIOXIDANTES

**Os antioxidantes merecem toda a atenção que recebem?**
Sim! Eles desempenham um papel importantíssimo na redução de danos às células. Nós vivemos expostos a células enlouquecidas, a células agonizantes e à invasão de patógenos perigosos. Os antioxidantes evitam que células sadias sejam danificadas.

**Como posso saber se estou consumindo antioxidantes suficientes?**
Você vai conseguir um ótimo aporte de antioxidantes se tiver um bom padrão alimentar. Mas a dieta padrão é pobre em antioxidantes. Além disso, os alimentos ultraprocessados podem provocar exatamente os problemas que os antioxidantes combatem.

**Portanto, consumir muitos alimentos ultraprocessados e poucos antioxidantes é uma combinação perigosa?**
Nessa situação, você estaria fazendo duas coisas potencialmente prejudiciais às suas células: 1) estaria comendo alimentos inflamatórios e aumentando a quantidade de substâncias químicas; 2) estaria reduzindo a disponibilidade de mecanismos de defesa que protegem as células contra essas armas químicas. Os efeitos colaterais seriam grandes. Além disso, o alto consumo de ultraprocessados provavelmente significa baixa ingestão de antioxidantes. Assim como o consumo suficiente de antioxidantes provavelmente significa baixa ingestão de ultraprocessados.

**Existem diferentes tipos de antioxidantes?**
Eles se distribuem por duas grandes famílias: carotenoides e bioflavonoides. Ambas são grandes grupos de compostos estruturalmente

relacionados que ajudam as plantas a suportar a radiação da luz solar. Quando os animais comem as plantas, esses compostos os ajudam a suprimir os danos que os "oxidantes" – ou seja, produtos do oxigênio – podem causar às células. Os antioxidantes também ajudam os animais a suportar a luz do sol e outros estressores que danificam as células. Pense na oxidação como uma ferrugem celular, e nos antioxidantes como substâncias antiferrugem.

**Quais alimentos são ricos em antioxidantes?**
Uma grande variedade de frutas, legumes, verduras, cereais integrais, leguminosas, frutas oleaginosas e sementes. Os carotenoides se concentram em frutas e hortaliças coloridas, como a cenoura, o tomate e a laranja. Os bioflavonoides podem ser encontrados no chá, no vinho tinto, nas leguminosas e nas frutas vermelhas.

## VITAMINAS E SUPLEMENTOS

**E os suplementos? Todo mundo que eu conheço toma vitamina D, por exemplo.**
A vitamina D é, na verdade, um hormônio com o complexo nome de 1,25-dihidroxicolecalciferol. O composto é o resultado da fabricação de vitamina D pelo nosso organismo quando tomamos sol e das fases posteriores de ativação nos rins e nos pulmões. A partir daí, entre outras coisas, a vitamina D determina a nossa absorção de cálcio. Por essa razão, em muitos países laticínios são fortificados com vitamina D – sem ela, o cálcio presente no leite é quase inútil. Sabemos disso há muito tempo, mas hoje conhecemos também outras funções da vitamina D, como a modulação da atividade imunológica.

**A vitamina D tem o mesmo efeito se absorvida por meio da luz solar ou do leite fortificado?**
Sim. O que interessa é obter quantidade suficiente de vitamina D em sua forma ativa.

**Por que fortificamos alimentos com vitamina D?**

Porque não nos expomos ao sol tanto quanto deveríamos. Na Revolução Industrial, quando as crianças começaram a trabalhar nas fábricas do raiar do dia até o anoitecer, elas pararam de produzir vitamina D e de absorver o cálcio, e passaram a sofrer de raquitismo (ossos desmineralizados e tortos). Quando o leite passou a ser fortificado com vitamina D, a epidemia de raquitismo acabou. Essa é considerada uma das conquistas da saúde pública e da nutrição. Atualmente, em muitos países, os laticínios e muitos outros alimentos são regularmente fortificados com vitamina D. A suplementação de vitamina D também é uma estratégia recomendada, pois, embora o raquitismo seja hoje raro, níveis baixos de vitamina D são bastante comuns.

**Pensei que eu devesse eliminar a comida processada e reduzir a ingestão de laticínios.**
Existe vitamina D em diversos produtos de origem animal, como os laticínios, alguns peixes e carne. E, embora a adição de um nutriente a um alimento nutritivo como o leite ou o iogurte seja uma forma de processamento, não se trata de um processamento que nos cause problemas. O importante é que o alimento seja em si saudável e que o benefício do nutriente seja provável e genuíno.

**Quem é vegetariano estrito, ou intolerante à lactose, ou apenas deseja uma dieta com poucos produtos de origem animal consegue a vitamina D de que maneira?**
Quem não come carne nem laticínios, quem não se expõe ao sol nem come alimentos fortificados deve tomar suplemento de vitamina D. Isso é certamente tão útil – e talvez até mais útil – do que beber leite.

**E quem passa bastante tempo ao ar livre e come carne, laticínios ou alimentos fortificados?**
Qualquer uma dessas combinações resolve o problema. Quem toma sol regularmente (sem protetor solar) não precisa de vitamina D na dieta. (Em geral, basta expor os braços, as pernas e o rosto à luz solar direta por vinte minutos ao dia. É claro que, por causa do clima, isso é mais fácil em algumas regiões do que em outras, e em determinadas épocas do ano.) Quem consegue a sua vitamina D a partir de uma variedade de fontes

alimentares, com ou sem exposição ao sol, provavelmente vai ter o bastante. Em caso de dúvida, o melhor a fazer é consultar um médico e pedir um exame. Suplementar a vitamina D não causa nenhum mal.

Pode fazer sentido tomar doses maiores de vitamina D no inverno, pois no verão passamos mais tempo ao ar livre e, consequentemente, produzimos mais vitamina D naturalmente.

### Preciso tomar outros suplementos?

*Os suplementos deveriam suplementar uma boa dieta, e não substituí-la.* Costumamos usar a palavra "suplemento" sem nos importar em perguntar: "Suplemento de quê?" Comecemos por aqui: os suplementos deveriam suplementar uma boa dieta, e não substituí-la. Não há justificativa para comer alimentos menos nutritivos.

### OK. Vocês são contra os suplementos. Entendi.

Não. Já falamos sobre a vitamina D: a maioria das pessoas deveria suplementá-la, ao menos no inverno. Em geral, quem não está obtendo nutrientes importantes pela alimentação deveria suplementá-los.

### E como saber qual suplemento eu deveria tomar?

Antes de começar a pensar em quais suplementos deveria tomar, reflita sobre o seu padrão alimentar. Você sabe qual é a qualidade geral da sua dieta?

Se você for uma pessoa muito ativa e tiver uma dieta de excelente qualidade, a probabilidade de precisar de suplementos será pequena – você estará obtendo as vitaminas, os minerais, as fibras e os antioxidantes dos alimentos.

### Mas então que tipo de pessoa precisa de suplementos?

Quem come muito poucas calorias – como os idosos que vivem confinados em casa –, mesmo com uma dieta de ótima qualidade, pode estar comendo tão pouco que não atinge o patamar mínimo de diversos nutrientes. Há pessoas com dificuldade de absorver determinadas vitaminas, como a $B_{12}$ e o ácido fólico, mas isso pode ser constatado com exames de sangue.

### Como não sei muito bem quais suplementos acrescentar à minha dieta, tomo um multivitamínico. Isso não faz mal, certo?

Pode-se argumentar que um multivitamínico é uma apólice de seguro contra a carência de vitaminas. No entanto, não está claro se os multivitamínicos ou quaisquer outros suplementos têm impacto direto na saúde. Alguns estudos sugerem um benefício modesto; mas também há estudos que levantam a possibilidade de prejuízos.

**Então não existe evidência de que os suplementos de vitaminas façam bem?**
Se fosse fácil assim! A probabilidade de eles causarem danos é bem remota, mas o mesmo pode ser dito de seu potencial de promover algum benefício significativo para a maioria das pessoas. (Também é preciso ressaltar que os suplementos custam dinheiro.)

**Por que vocês não podem dar uma resposta conclusiva?**
Os suplementos não dispõem de vários dos nutrientes presentes nos alimentos integrais. As plantas contêm milhares de nutrientes, e apenas uma dúzia deles foi isolada e transformada em suplementos – mesmo nos multivitamínicos mais completos. Assim, tomar multivitamínico não é a mesma coisa que comer alimentos altamente nutritivos, como brócolis e maçã.

**E os suplementos de alimentos integrais? Esses devem estar mais próximos dos benefícios de consumir frutas, legumes e verduras de verdade.**
Em teoria, esses suplementos equivaleriam a múltiplas porções de frutas, legumes e verduras. Se você não estiver ingerindo as porções diárias recomendadas de frutas, legumes e verduras, poderá tomar uma cápsula desses alimentos desidratados, na qual todos os nutrientes são preservados. Como as fibras e a polpa são retiradas, eles cabem numa cápsula. Trata-se de uma teoria intrigante, cuja premissa é a ideia de que os nutrientes dos alimentos atuam em concerto uns com os outros; e de que, ao preservar esse arranjo natural, é provável obtermos mais benefícios desse tipo de suplemento do que dos suplementos que isolam os nutrientes, como os multivitamínicos.

Mas, embora a teoria seja válida, a pesquisa científica ainda não respondeu a essas questões de maneira definitiva. Não há nenhuma evidência de que os suplementos de alimentos produzam os mesmos resultados das frutas e das hortaliças. Lembre que, se você comer muitos desses alimentos diariamente, eles formarão o grosso da sua dieta, o que significa que você estará comendo menos porcarias. Os suplementos não levam a esse padrão alimentar.

*Lembre que, se você comer muitos desses alimentos diariamente, eles formarão o grosso da sua dieta, o que significa que você estará comendo menos porcarias.*

Quem toma esses concentrados em cápsulas provavelmento o faz porque *não* come frutas e hortaliças todos os dias, mas sim alimentos ultraprocessados ou produtos de origem animal. Nesse caso, os efeitos da má alimentação ainda estarão em jogo.

Resumindo, não podemos contar apenas com os "nutrientes" dos alimentos, mas com os alimentos *de verdade*. Preocupe-se em comer bem e os nutrientes farão seu trabalho sozinhos. Preocupe-se com os nutrientes e vai fazer tudo errado.

**Muito bem, vamos direto ao ponto. Existem suplementos que a maioria das pessoas deveria tomar?**
Poderíamos fazer suplementos sob medida, de acordo com o padrão alimentar; o primeiro conselho é adotar uma dieta saudável. Os suplementos que quase todo mundo deveria tomar são a vitamina D e o ômega-3, que podem vir dos peixes ou de algas verdes.

**E os probióticos, que parecem estar na moda?**
Devem ser considerados, em especial porque os problemas da vida moderna – do estresse crônico à privação de sono, passando pelos produtos químicos nos alimentos – são capazes de perturbar o microbioma (veja mais sobre o assunto nas próximas páginas). Os probióticos ajudam a restaurar as colônias de bactérias saudáveis do intestino.

**Qual é o resumo?**
A indústria de suplementos é multimilionária, e boa parte do que vemos é *marketing*. Porém, o argumento de que os suplementos são inúteis e todos deveriam parar de gastar dinheiro com eles é exagerado. A típica dieta norte-americana deixa lacunas, e essas lacunas podem ser preenchidas com o uso criterioso de suplementos. Se a sua dieta for boa, a suplementação deverá ser mínima.

# MICROBIOMA

**O que é o microbioma, que vocês já mencionaram?**
O microbioma é a nossa colônia pessoal de micro-organismos, em sua maior parte constituída de bactérias. Todo mundo tem um microbioma, e ele é o lar de muitas bactérias (na verdade, o corpo humano tem mais bactérias do que células).

**Que interessante! Para que serve o microbioma?**
O microbioma é crucial para a digestão e para a integridade do revestimento do intestino, além de determinar como, quando e em que ponto as coisas entram na corrente sanguínea. Ele participa ativamente do nosso metabolismo e desempenha um papel nas nossas defesas imunológicas. No trato gastrointestinal, as bactérias do microbioma digerem coisas que, de outra maneira, não poderíamos digerir.

O impacto do microbioma reverbera em toda a nossa saúde. O fato de ele ser saudável ou problemático tem implicações em nossas defesas contra infecções e doenças crônicas, em nossa suscetibilidade à resistência à insulina, ao diabetes, às doenças coronarianas, entre outras.

**O que pode perturbar o microbioma?**
Os antibióticos, os pesticidas presentes nos alimentos, os saborizantes artificiais, os corantes e os adoçantes artificiais, entre outros. O microbioma também pode ser afetado por altas concentrações de substâncias como o açúcar, tão prevalente nos alimentos ultraprocessados. Dietas com muita carne resultam num microbioma bastante diferente do microbioma de quem se alimenta basicamente de plantas. De certa maneira, podemos dizer que quase tudo o que torna a cadeia de alimentos o que ela é hoje tem impacto negativo sobre o microbioma humano "antigo e normal".

**Cada microbioma é diferente dos outros?**
Sim, e todos mudam. Quando as bactérias que formam o microbioma mudam, muda também a concentração relativa de diversos metabólitos – os compostos resultantes da atividade bacteriana que vão para a corrente sanguínea. O que nos obriga a falar de compostos específicos, como o

TMAO (N-óxido de trimetilamina), que comprovadamente interfere na função endotelial – a capacidade dos vasos sanguíneos de se constringir ou se dilatar (vasos que não conseguem se dilatar quando necessário podem causar infarto ou derrame).

**Quais alimentos contêm TMAO?**
O TMAO não está presente em nenhum alimento. Ele é produzido pelas bactérias que digerem aminoácidos como a colina e a carnitina. O principal culpado entre os alimentos é a carne, pois ela tem alta concentração de carnitina e colina. Conforme já dissemos, quem come carne regularmente tem um microbioma diferente do microbioma de quem não come carne. O microbioma do primeiro grupo produz mais TMAO.

**Então, se alguém comer carne, quase certamente terá mais TMAO em seu sangue?**
Sim. Mas isso também vai depender de quais bactérias já estavam presentes no microbioma da pessoa.

**E quem é vegetariano?**
Graças ao efeito de longo prazo de uma dieta baseada em plantas comestíveis, um vegetariano que coma carne de vez em quando produzirá menos TMAO do que uma pessoa que coma carne com regularidade. A quantidade de TMAO produzida parece depender de quanto se consome de suas fontes e de como o microbioma foi moldado ao longo do tempo. Mas o TMAO é apenas um exemplo entre muitos.

**Já vi que o microbioma é mais uma parte do corpo a cuidar. Qual é o jeito certo de fazer isso?**
É verdade que o microbioma é importante para a nossa saúde, mas pensar em comer para alimentá-lo é ir longe demais. Se você se alimentar bem, estará alimentando bem o seu microbioma.

Assim como você não come para alimentar os rins ou o fígado – órgãos essenciais para a sua saúde –, você não precisa comer pelo microbioma. Ele é uma parte importante do seu corpo e da sua saúde, precisa ser entendido e respeitado, mas não precisa receber tratamento especial.

**Então não existe uma fórmula diferente para o microbioma? Vale o mesmo princípio de manter uma dieta equilibrada à base de plantas comestíveis?**
Já sabemos que os indivíduos que se alimentam com uma dieta equilibrada, composta de alimentos integrais, que se exercitam regularmente, que não fumam, dormem o suficiente, controlam o estresse e têm uma boa vida social têm menos doenças crônicas e mais vitalidade. Não é necessário rever nada disso só porque descobrimos que o microbioma é importante para a saúde.

Dito isso, talvez seja bom fazer alguns ajustes, pois o microbioma também influencia a taxa metabólica de repouso (TMR), ou seja, a quantidade de calorias que o corpo queima quando está em repouso. Quando duas pessoas comem as mesmas coisas e fazem os mesmos exercícios e uma engorda enquanto a outra emagrece, isso se dá por causa das TMRs diferentes. Embora o fator genético seja importante, é possível que alterações no microbioma influenciem a quantidade de calorias necessárias apenas para existir. Quando uma pessoa engorda com muita facilidade e tem muita dificuldade para emagrecer, o problema pode estar também no microbioma. Tal possibilidade sugere que de vez em quando é importante direcionar a atenção para o microbioma, com dieta ou suplementos como prebióticos e probióticos. Mas tudo isso varia muito de indivíduo para indivíduo.

**Algo mais?**
Bem, como o microbioma também é responsável por muitos processos digestivos, indivíduos com problemas de digestão podem pensar em alterar o seu microbioma. Mais uma vez, não é para todos; é uma estratégia para resolver uma condição específica.

**E se o meu microbioma não estiver cooperando?**
Ele pode ser alterado com probióticos (bactérias que são ingeridas), prebióticos (nutrientes que ajudam a sustentar as bactérias do intestino) ou antibióticos (para matar bactérias caso haja prevalência de bactérias erradas). Uma área que tem sido muito pesquisada atualmente é a do transplante fecal, que nada mais é do que a substituição de um microbioma doente por outro saudável. Use a sua imaginação para pensar como isso é feito.

Se você padece de problemas gastrointestinais ou indigestão, se tem intolerância a determinados alimentos, se sofre de prisão de ventre ou tem sintomas inespecíficos depois das refeições – como fadiga ou falta de clareza mental –, isso tudo pode significar que você não está digerindo e metabolizando bem a comida. Nesse caso, vale a pena tomar um probiótico e ver se ele provoca mudanças.

**Posso tomar probióticos como medida preventiva para deixar meu microbioma feliz?**
Sim, esse é outro ponto a favor dos probióticos. Eles podem ser usados para reabastecer o microbioma. A verdade é que, atualmente, é quase impossível se alimentar sem consumir junto antibióticos (que perturbam o microbioma), dado o grau em que eles estão distribuídos pelo meio ambiente.

# QUESTIONANDO AS RESPOSTAS

(Sobre ciência e bom senso,
ou Como sabemos o que sabemos)

# SOBRE AS PESQUISAS

**Quando leio as manchetes das matérias sobre alimentação, sinto que estou fazendo tudo errado. O que está de fato acontecendo no campo da alimentação?**
Numa antiga parábola, seis homens cegos encontram um elefante. Cada um toca uma parte do animal – o flanco, a presa, a tromba, o joelho, a orelha e o rabo –, e cada um imagina uma forma diferente para o elefante (uma parede, uma lança, e assim por diante). Obviamente, como não conseguiam enxergar, a imagem que formavam não era a correta.

**Numa época de torradas com abacate e *lattes* de leite de aveia, é difícil entender o que isso tem a ver com a ciência dos alimentos.**
É uma história relevante porque a tendência é a mesma no campo da alimentação, uma tendência intrinsecamente reducionista: ou seja, analisar cegamente alguns pedaços do todo na esperança de montar uma imagem acurada. É isso o que métodos como os ensaios clínicos controlados randomizados fazem: os sujeitos são distribuídos aleatória e cegamente por diferentes grupos com a finalidade de reduzir a possibilidade de viés. A metodologia é justificável, pois um dos objetivos da ciência é investigar espaços que não conseguimos enxergar apenas com nossos sentidos. Por essa razão, foram desenvolvidos microscópios e

telescópios, assim como métodos que revelam coisas que nossos sentidos não seriam capazes de detectar sem alguma ajuda.

Porém, essa não é a única maneira de saber das coisas. Embora a ciência seja o mais poderoso meio que desenvolvemos para responder a perguntas difíceis, a fonte das boas perguntas é, em primeiro lugar, o bom senso.

**Então a ciência começa com o bom senso?**
Exatamente. E ter bom senso significa lembrar-se de que muitas perguntas podem ser respondidas sem a ciência. Nós precisamos da ciência para responder à pergunta: "Por que a gasolina torna o fogo mais quente e o faz queimar mais depressa?" Porém, não precisamos dela para responder à pergunta: "Posso jogar gasolina para apagar o fogo?"

O bom senso nos dá respostas que conhecemos perfeitamente bem sem nenhum método ou instrumento científico. Sabemos que a água é melhor do que a gasolina para apagar o fogo. Sabemos que é péssimo levar um tiro no peito e que uma cirurgia de emergência costuma ser a melhor alternativa para retirar a bala. Não precisamos de um ensaio clínico controlado randomizado para saber disso. Sabemos que, se jorgarmos uma maçã para cima, ela vai cair no chão. E sabemos que comer maçã é em geral uma boa ideia. Mais uma vez, sem necessidade de ensaios clínicos randomizados.

**O que isso tem a ver com a moderna ciência da alimentação?**
É muito fácil fazer uma pergunta ruim e criar um ensaio clínico para responder a ela. Mas não há respostas boas para perguntas ruins. Fazer um ensaio clínico controlado randomizado não é garantia de descobrir algo útil.

**Podem me dar um exemplo de pergunta ruim?**
"O que é melhor, uma dieta com poucas gorduras ou uma dieta com poucos carboidratos?" Essa é uma pergunta ruim, porque o bom senso nos diz que há maneiras boas e ruins de montar uma dieta com poucas gorduras. Podemos ter uma dieta com poucas gorduras constituída, em sua maior parte, de plantas comestíveis integrais. Ou podemos ter uma dieta com poucas gorduras constituída de algodão-doce e bebidas açucaradas. Ambas têm poucas gorduras, mas não podiam ser mais diferentes.

Uma dieta com poucos carboidratos pode ser rica em alimentos muito nutritivos. Mas uma dieta com poucos carboidratos também pode ser nociva, repleta de gorduras ultraprocessadas e açúcar adicionado, ou uma dieta composta apenas de carne e desprovida de frutas, legumes, verduras, leguminosas, cereais integrais e de todos os demais alimentos nutritivos. Quando se fazem perguntas como "A dieta com poucos carboidratos é melhor?", é possível fazer as comparações de modo a garantir o resultado desejado. Esse tipo de coisa acontece o tempo todo nos ensaios clínicos controlados randomizados.

**Mas parece haver conclusões contraditórias a respeito de *todos* os alimentos. Elas vão de "o feijão é tóxico" para "espere um pouco, brincadeirinha, o feijão é ótimo e você deveria comê-lo todos os dias".** Algumas conclusões são contraditórias apenas quando se estuda um composto isolado por vez. É como dizer: "OK, queremos saber qual é o resultado concreto da respiração. Sabemos que, para os seres humanos, o mais importante componente da vida é o oxigênio e que gás carbônico em excesso é ruim; portanto, vamos purificar o oxigênio, nos livrar dos outros gases e estudar o efeito do oxigênio nas pessoas". Bem, o efeito de respirar oxigênio puro é que a pessoa morre em três dias.

Agora o oxigênio se tornou uma toxina. E não uma toxina qualquer, mas uma que mata muito rápido. Logo, como o ar contém oxigênio, melhor segurar a respiração. Esse é o tipo de conclusão lógica a que chegamos quando seguimos essa espécie de raciocínio. Quando procuramos o ingrediente ativo de um alimento – seja para atestar seus perigos, seja para comprovar seus benefícios –, enxergamos as árvores, mas deixamos de ver a floresta. Já dissemos isto: coma comida de verdade e os nutrientes farão seu trabalho sozinhos.

> Quando procuramos o ingrediente ativo de um alimento – seja para atestar seus perigos, seja para comprovar seus benefícios –, enxergamos as árvores, mas deixamos de ver a floresta.

**Mas não são os elementos constituintes do alimento – vitaminas, minerais, a coisa toda – que determinam se ele é saudável?**
Eis outro exemplo de por que reduzir qualquer coisa a suas partes não

nos dá a imagem completa. Se você consegue ver perfeitamente que um dique segura a água de um rio, pode aplicar a ciência reducionista à questão: "Nossa! Qual desses sacos de areia será o ingrediente ativo?" Ocorre que o único ingrediente ativo é o dique.

No campo da alimentação, as perguntas reducionistas são assim: "Qual é o ingrediente ativo dos brócolis responsável por seus efeitos benéficos sobre a saúde? São os antioxidantes? As vitaminas C e K? O ácido fólico? O magnésio? As fibras?"

Que os padrões alimentares estejam profundamente relacionados à saúde e que os brócolis sejam parte de várias boas dietas não satisfaz as pessoas que usam a lógica reducionista. Contudo, o mais provável é que o ingrediente ativo dos brócolis sejam os brócolis. Os brócolis são o dique.

**Essa é uma resposta bem ruim.**
É ruim para quem gosta de separar as coisas e considerá-las isoladamente – e a verdade é que o pensamento ocidental é esse mesmo. Mas esse tipo de raciocínio nem sempre é útil, e com frequência está errado. Muitas pesquisas na área da alimentação procuram esse ingrediente ativo, o que pode ser útil. Muitas vezes, porém, o foco em componentes isolados dos alimentos conduz a interpretações flagrantemente equivocadas. A resposta "brócolis" será satisfatória se você quiser conselhos nutricionais descomplicados e fáceis de seguir para levar uma vida saudável. Isso deveria deixar qualquer um muito satisfeito.

# A FLORESTA *VERSUS* AS ÁRVORES

**Qual é a maneira certa de lidar com as informações sobre alimentação?**
Conforme já dissemos, é simples: se definirmos as dietas pelos alimentos, é mais difícil errar. Não é preciso saber o resultado de determinado estudo para dizer que uma boa dieta é composta de alimentos integrais. É uma questão de bom senso. A ideia de que podemos definir a qualidade de uma dieta a partir de um único nutriente é errônea e antiquada – e precisa ser abandonada. O importante é o alimento, e não suas partes.

**O todo é o que o todo faz.**
Exatamente. E o que ficamos sabendo sobre a parte não altera o resultado do todo. Assim, podemos dizer que respirar o ar deste planeta é nossa melhor opção, apesar de ele conter oxigênio e de o oxigênio ser tóxico quando concentrado. Talvez fosse melhor se houvesse alguma alternativa, mas não há.

**Parece problemático que o objetivo da ciência tenha sido deturpado...**
No caso da ciência da alimentação, os cientistas acabaram por ignorar o que já sabíamos, e sabíamos *desde sempre* – por exemplo, sabemos que as

frutas, os legumes e as verduras nos fazem bem. Trata-se de um fato. Que esse conhecimento seja questionado não é um problema da ciência, mas da interação entre a ciência e o *marketing*, a mídia, a cultura *pop*, a internet e o fato de que (legalmente) qualquer um pode dizer o que quiser, pois, se for algo extravagante demais, muitas pessoas perceberão.

Nosso padrão alimentar tem a ver com ciência e bom senso, e apenas recentemente – com o advento dos alimentos que não são alimentos (ou objetos inidentificáveis semelhantes a comida) a coisa se tornou confusa. Não é porque colocamos algo na boca, mastigamos e engolimos que podemos chamá-lo de comida.

**Por que deveríamos ignorar a ciência em vez de nos concentrar em buscar mais conhecimento?**
Não precisamos criar ensaios clínicos controlados randomizados para provar que frutas, legumes e verduras nos fazem bem. (Ou para saber se morango é melhor do que mirtilo.) O mais importante a esta altura é descobrir como fazer com que esses alimentos façam parte da dieta de todo mundo; como torná-los mais acessíveis em todos os sentidos; e como fazer as pessoas consumi-los regularmente.

**Como seria um estudo manipulativo?**
Por exemplo, os defensores de uma dieta com poucos carboidratos poderiam criar um experimento que comparasse uma boa dieta com poucos carboidratos com uma má dieta com poucas gorduras. Os defensores de uma dieta com poucas gorduras fariam o contrário. E se você está se perguntando como tantos estudos podem afirmar coisas completamente diferentes, saiba que é porque o bom senso nunca esteve à frente dessas iniciativas. Perguntas ruins foram feitas, e a ciência foi chamada a dar respostas. Só que não há respostas boas para perguntas ruins.

**Como não se deixar enganar por esse tipo de estudo?**
O importante é não se deixar levar por nenhum estudo particular, *especialmente* se ele for dissonante. A esta altura, é muito difícil que apareça algo novo e original no mundo das dietas e da alimentação. Os refrigerantes não passarão a fazer bem, nem os brócolis vão se tornar nocivos à saúde. No entanto, poderíamos criar estudos que "mostrassem" essas conclusões.

**Existem outras maneiras confiáveis de aprender sobre alimentação?**
Com certeza. A maneira mais confiável é olhar a imagem toda – ver o elefante –, e não um pedaço dela; olhar o conjunto mais amplo de evidências, inclusive (mas não apenas) os estudos de intervenção, o que sabemos sobre os nossos ancestrais e o que observamos nessas populações ao longo de gerações. Diferentes tipos de evidência são diferentes peças do mesmo grande quebra-cabeça – são necessárias muitas peças para completar a imagem.

É fundamental levar em consideração o conhecimento de que dispúnhamos antes de os estudos controlados randomizados terem sido inventados. Havia padrões populacionais claros: populações com modos tradicionais de se alimentar associados a baixos índices de doenças crônicas; e populações com alimentação associada a altos índices de doenças crônicas.

Tome como exemplo as leguminosas, que são a base alimentar das cinco populações mais saudáveis do mundo (as Zonas Azuis), nas quais é comum uma pessoa chegar aos 100 anos de idade. Pela observação desses povos, sabemos que quem deseja melhorar a alimentação deve comer leguminosas regularmente. *Não precisamos de um estudo para saber disso.*

**É mesmo possível estudar como a cultura e o padrão alimentar de uma população afetam a saúde?**
Existem os experimentos naturais, como as transições culturais. Na Índia e na China, por exemplo, a dieta era simples e baseada em plantas comestíveis como cereais e leguminosas. As duas populações comiam pouca carne. Bebiam chá, e não refrigerantes. E adivinhe? Os índices de doenças crônicas eram muito baixos. Quando a quantidade de alimento não era suficiente, as pessoas podiam ter carência de nutrientes, mas não doenças crônicas. Graças à globalização, as duas últimas gerações viram chegar o McDonald's, a Coca-Cola, o Dunkin' Donuts...

**E então...**
E então veio a cultura consumista misturada a uma desconexão intencional, quase direcionada, do sistema alimentar tradicional. A concentração de pessoas nas cidades e o fim da vida rural deram a indianos e chineses a "oportunidade" – na verdade, a necessidade – de comer alimentos

ultraprocessados e *fast food*. De repente, quase num piscar de olhos, os índices de diabetes, obesidade e doenças cardíacas explodiram. Assistimos ao mesmo processo no Oriente Médio, para onde o petróleo levou a "modernização" e um influxo de comodidades ocidentais. Ali pudemos ver uma redução na atividade física (que é importante, apesar de não termos falado muito dela) e o aumento do consumo de alimentos ultraprocessados. E mais uma vez os índices de diabetes tipo 2 aumentaram quase imediatamente.

**E o que tudo isso significa?**
Que a nossa dieta é o que comemos e bebemos ao longo de um dia, e que a ação de adicionar ou eliminar qualquer item reverbera por todo o padrão alimentar.

**Em que medida cada mudança é significativa?**
Na página 165, demos o exemplo dos ovos: eles são bons para a saúde? Trata-se de uma pergunta complicada, pois a resposta não é apenas sim ou não. Se você não comia ovos e passa a comê-los, uma de duas coisas passa a acontecer. Você acrescenta os ovos a tudo o que já comia antes, e nesse caso a ingestão de calorias aumenta; provavelmente, você não deseja isso. Temos agora duas variáveis – ovos e calorias totais –, o que é problemático, porque o objetivo de muitas pesquisas é tentar isolar o fator a ser estudado.

Ou então você acrescenta os ovos, mas elimina outro alimento. Nesse caso, os ovos representam uma melhora ou uma piora? Eles estão substituindo um prato de lentilhas ou um *cheeseburger* duplo? Se você comer ovos em vez de *cheeseburgers*, ótimo. Mas, se você comer ovos em vez de lentilhas, estará acrescentando gorduras saturadas à sua dieta e retirando dela fibras.

O consumo de ovos não pode ser isolado; há múltiplos fatores em ação, de maneira que o resultado pode ser atribuído à inclusão dos ovos, à eliminação de outro ingrediente, ou às duas coisas.

**Nossa! Quanto efeito cascata por acrescentar um mísero ovo à dieta!**
Tenha calma. Você pode fazer mudanças pequenas numa alimentação que seja em geral boa sem enlouquecer. Coma ovos.

Normalmente, há diversas opções. Você pode substituir alimento por alimento: pare de comer pão e passe a comer ovos. Ou você pode diminuir as porções para abrir espaço para os ovos. Mas é claro que assim você muda o percentual de calorias oriundas de cada tipo de alimento. Como já dissemos, não enlouqueça, tente fazer apenas melhorias na sua alimentação, e não pioras. Não substitua os ovos por *cheeseburgers* duplos.

**Isso deve dificultar a formulação de perguntas sensatas para as pesquisas.**
Sim e não. Nossa tendência é misturar a evidência confiável que podemos gerar a respeito do que acontece às pessoas com diferentes padrões alimentares com o que podemos aprender com a alteração de um alimento, um ingrediente, um nutriente. O que é muito mais difícil de fazer com estudos sobre padrões alimentares. Sempre que modificamos um aspecto da alimentação, inevitavelmente mudamos algo mais.

**Mas vocês estão dizendo que é difícil avaliar um único elemento, como a adição de um ovo por dia?**
Os pesquisadores ficam presos ao "qual". Qual é o fator que está alterando esse impacto sobre a saúde? É comer mais ovos? Ou comer menos doces? Um estudo que focasse no mesmo aspecto isolado da dieta poderia chegar a conclusões diferentes, pois ele apenas retiraria algo que em grandes doses é uma espécie de veneno e substituiria por comida de verdade. Em qual dos casos o impacto seria maior? Talvez jamais venhamos a saber. Mas sabemos que é melhor comer menos coisas que prejudicam a saúde e mais comida de verdade, que faz bem à saúde.

É bem mais fácil voltar à pergunta original, que é o cerne deste livro: "O que constitui uma boa dieta?" Essa é uma pergunta muito mais importante do que "Posso comer ovos?" Nenhum alimento específico vai matar ou salvar ninguém, a menos que ele constitua uma parcela grande da dieta.

**Isso quer dizer que o resultado líquido de comer ovos não tem a ver com os ovos?**
Bem, não se trata *apenas* dos ovos. Porque poderia haver dois estudos intitulados "O efeito da adição de ovos à dieta" com conclusões

completamente diferentes. Um poderia mostrar que acrescentar ovos à dieta aumenta a saciedade, ajuda a controlar o peso e melhora a saúde cardiovascular. Outro poderia chegar à conclusão oposta: piora na saúde cardiometabólica e degradação de uma dieta de qualidade.

**E esses estudos (que são muito mais complicados do que o título sugere) instantaneamente viram manchetes na mídia, eu suponho.**
A verdade – neste caso, que é importante saber se os ovos estão substituindo doces ou mingau de aveia – se perde no ciclo de vinte minutos de manchetes hiperbólicas. O que vamos ler: "Ovos no café da manhã fazem bem à saúde" ou "Ovos no café da manhã fazem mal à saúde". É por essa razão que as pessoas ficam confusas. É preciso ignorar essas manchetes.

Quase nunca um único estudo muda tudo o que sabíamos.

**Fazer ciência não tem a ver com fazer grandes descobertas?**
Não, fazer ciência é preencher lacunas, porque a ciência é um processo incremental. Esse ponto é importante. *Quase nunca um único estudo muda tudo o que sabíamos.* Mesmo os maiores e melhores estudos só têm sentido quando interpretam o contexto daquilo que já conhecíamos. Tudo considerado, percebemos que recebemos informações equivocadas quanto ao papel da ciência. Toda a nossa cultura é cúmplice nesse processo: os cientistas, que querem ser ouvidos; a mídia, que quer atenção; e nós mesmos, que pensamos que todo estudo apresenta uma nova verdade, e não uma nova contribuição ao peso da evidência. "O que isso acrescenta ao que já sabemos?" é uma boa pergunta. "Este estudo muda tudo o que sabíamos?" é uma pergunta idiota.

O que nós esquecemos é que há diversos estudos feitos dois, três, cinco, dez anos atrás – que agora parecem uma eternidade – que são tão robustos como os estudos que viram manchetes atualmente.

**A quais sinais de alerta devemos prestar atenção nas notícias sobre alimentação?**
Um sinal de alerta é o artigo indicar a descoberta de algo que muda completamente o nosso conhecimento sobre alimentação. Por exemplo, a ideia de que as leguminosas são tóxicas (que nós desmascaramos na

página 103). É uma ideia tão imbecil que é difícil acreditar que pudesse ser publicada – as leguminosas são a maior (e mais saudável) fonte de proteínas do mundo –, e ainda assim estudos a "descobriram".

**E o que deveríamos procurar?**
Deveríamos procurar estudos com contribuições incrementais, que respondam a estas perguntas: "Existe algum padrão alimentar no qual o acréscimo de ovos produza algum benefício?" e "Há outros padrões alimentares aos quais o acréscimo de ovos seja nocivo?" Essas são perguntas legítimas. Um estudo deve se fundamentar no conjunto de verdades já estabelecidas, verdades claras do ponto de vista da ciência e do bom senso.

# METODOLOGIA DE PESQUISA: NÃO EXISTE UMA SÓ

**Confiar nos estudos clínicos randomizados controlados parece o oposto do que vocês recomendam, que é confiar naquilo que já sabemos sobre alimentação.**
Podemos fazer as duas coisas. A ideia é termos cuidado com todo novo ensaio clínico controlado randomizado, certificando-nos de que suas afirmações são válidas e úteis. Quando é assim, o estudo se soma ao conhecimento anterior, em vez de dinamitar tudo para começar de novo. Adversários intelectuais fabricam debates acalorados sobre alimentação como se não fosse possível saber nada a menos que a informação venha de um ensaio clínico controlado randomizado. Isso é uma tolice evidente. Mais uma vez, não aprendemos que a água é melhor que a gasolina para apagar o fogo com um ensaio clínico controlado randomizado. Mas qualquer pessoa com bom senso diria: "É óbvio que a gasolina faz o fogo aumentar! É óbvio que Cheetos faz mal! É claro que couve faz bem!" E, enquanto ficamos nisso, não temos nenhum ensaio randomizado controlado que prove os estragos do cigarro, fato que a indústria do tabaco usava para retardar as reações às mortes provocadas pelo consumo de cigarros.

### Vocês podem explicar como um ensaio clínico controlado randomizado é feito?

Claro! São experimentos supostamente imparciais, sem viés. Obviamente, nem sempre é assim; mas, em termos gerais, são aleatórios (randomizados), ou seja, não se pode escolher os participantes de um grupo ou do outro. Não se sabe quem vai receber cada tratamento.

### Os participantes do estudo sabem para qual grupo foram designados?

Não, não quando os estudos são "cegos". Estes ajudam a controlar o efeito placebo e fenômenos afins. Se as pessoas souberem que receberam mesmo o tratamento, elas vão imaginar que vão melhorar. Se souberem que estão no grupo do placebo, podem não esperar melhora.

A pergunta então seria: "É o tratamento que leva ao resultado ou a expectativa de um resultado positivo?" Os estudos controlados randomizados são muito comuns porque essa "cegueira" é importante. (É claro que nem todos os ensaios clínicos controlados randomizados podem ser cegos: não há como impedir que as pessoas saibam se estão comendo ovos ou doces.)

### Quais são as limitações dos ensaios clínicos controlados randomizados?

Digamos que queiram estudar, por exemplo, a relação entre padrões alimentares e câncer. O que aconteceria se decidissem comparar os efeitos do *bacon* ou da couve em dois grupos, sem considerar os efeitos do cigarro, mas em um dos grupos os participantes fumassem bastante e no outro grupo ninguém fumasse? Se estivessem olhando apenas para o *bacon* e a couve, os pesquisadores poderiam concluir que a dieta do grupo de fumantes causava câncer – mesmo que eles tivessem comido couve! E, na verdade, o culpado seria o cigarro. O cigarro seria o que chamamos de variável de confusão. As variáveis de confusão estão em toda parte. É muito difícil fazer ensaios clínicos controlados randomizados com resultados inteligentes e confiáveis.

### Como impedir que as variáveis de confusão influenciem o estudo?

Com grupos grandes e randomização, entre outros métodos. A expectativa é de que, com grupos grandes o suficiente, o número de fumantes e não fumantes, por exemplo, seja equivalente. Variáveis como essa são muito óbvias. Também é possível limitar a elegibilidade dos participantes com base em critérios importantes – apenas não fumantes, por exemplo –, ou admitir as variáveis e torná-las parte da análise. Às vezes, contudo, há mutações genéticas ou outros fatores que nem sequer pensamos em avaliar, e é aí que a randomização dá a sua contribuição única.

**Grupos grandes garantem resultados confiáveis?**
Quando há randomização – distribuição aleatória de pessoas em diversos grupos –, não dá para garantir um equilíbrio perfeito. Mas em grandes ensaios randomizados existe alta probabilidade de que todos os fatores que sabemos ser importantes e de que todos os fatores que não sabemos ser importantes estejam bem equilibrados entre os grupos.

**O que é considerado um ensaio clínico suficientemente grande?**
É possível descobrir o que se quer descobrir com ensaios de cerca de trinta participantes. Contudo, quanto maior for o estudo, maior a probabilidade de alcançar o equilíbrio. É claro que isso também depende das nuances da pergunta da pesquisa – e é aí que nosso melhor amigo, o bom senso, entra.

Trata-se também de uma questão estatística. É necessária uma amostra grande quando há muitas variações nas respostas e o efeito médio do tratamento é muito pequeno. O contrário – grande efeito do tratamento e grande homogeneidade no tratamento – permite uma visão clara da verdade com uma amostra pequena.

**O que os ensaios clínicos controlados randomizados não são capazes de nos dizer?**
Os efeitos de longo prazo, para começar. Considere, por exemplo, se você se disporia ou não a ter, pelos próximos trinta anos, uma dieta com poucas gorduras, ou uma dieta com poucos carboidratos, ou uma dieta vegetariana estrita, ou uma dieta cetogênica, ou qualquer combinação delas.

Ou considere passar a próxima década sem comer peixe, ou comendo uma grande variedade de peixes, ou comendo apenas sardinha. Num estudo assim, não se trata de escolher entre um remédio ou um placebo.

Trata-se de se submeter a mudar o peixe e o jeito de comer o peixe todos os dias dos próximos dez anos da sua vida. Você se disporia a isso?

**É um compromisso e tanto. Não sei se eu e os peixes estamos prontos para dar esse passo em nosso relacionamento.**
Você não está só. O problema não é apenas o fato de os estudos precisarem ser muito longos, muito grandes e caros demais; mas o fato de que muito poucas pessoas se disporiam a participar deles. No entanto, mesmo que conseguissem participantes para um estudo tão árduo, quem seriam essas pessoas? Que pessoa normal e sensata se submeteria a isso? E, se elas não forem normais, se houver nelas algo fora do esquadro, o resultado obtido pode ser estendido ao restante das pessoas, que são obviamente normais?

Em teoria, seria possível realizar esse ensaio clínico num campo de concentração ou em algum lugar em que se pudesse dizer às pessoas que elas não têm escolha. Prisioneiros.

**Isso seria ético?**
Não. E, acredite, essas questões são historicamente um grande problema nas pesquisas científicas. Estudos assim já foram feitos no passado, e por causa deles atualmente existem regras muito rígidas para proteger os participantes. Ocorre que houve um tempo, não muito distante, em que os estudos eram feitos com indivíduos relutantes ou aprisionados.

**Nossa! É muita falta de ética!**
Com certeza. Mas, nos ensaios randomizados, às vezes não se consegue fazer as pessoas desistirem de certas coisas. E há coisas das quais os cientistas não deveriam pedir às pessoas que desistissem. Nunca houve ensaios randomizados com fumantes e não fumantes ao longo de uma década. Nunca haverá, porque não seria ético.

**Se pagassem às pessoas, provavelmente conseguiriam que elas comessem sardinha três vezes por semana.**
Talvez. Mas aí também seria preciso verificar se elas estavam comendo as sardinhas do jeito como foram orientadas. Esse tipo de monitoramento é caro. Estamos falando de estudos que custariam bilhões. E não sabemos

exatamente quanto tempo eles teriam de durar, embora estejamos falando em décadas se quisermos obter resuldados acurados.

Não apenas os custos da pesquisa são altos, como também existe ainda o problema ético de quanto pagar aos participantes. Os comitês de investigação definem certo nível de reembolso ou compensação como coerção. Quem cruza essa linha não recebe autorização para fazer o estudo.

**Quero saber quais são as pequenas diferenças entre beber café ou chá preto, entre nozes e amêndoas.**
As diferenças aí são pequenas demais. Se compararmos uma boa dieta com uma dieta ruim – mingau de aveia *versus* cereais matinais – a diferença será grande. Se compararmos o melhor dos melhores alimentos com o segundo melhor dos melhores alimentos – nozes *versus* amêndoas –, a diferença será minúscula – e nem merece ser considerada.

**Como enxergar essas diferenças minúsculas?**
Para enxergar diferenças pequenas nas pesquisas, são necessárias amostras imensas e bastante tempo. É preciso identificar o tamanho da diferença que se poderia esperar. E olhar para as muitas variantes – essencialmente, ruído de fundo – que existem entre as populações no mundo real. No caso de nozes *versus* amêndoas, você poderia pensar em responder: "Quem se importa?" Para quem se importa, a resposta é: "Escolha o que quiser".

**Vocês acham que esse tipo de estudo será feito no futuro? Porque a demanda existe, as pessoas estão se fazendo exatamente essas perguntas sobre alimentação.**
Não esperamos que sejam feitos. As pessoas querem mágica e balas de prata, e isso não existe. Nozes e amêndoas são ambas boas escolhas. Cereais matinais e doces são ambas más escolhas. Jamais vamos responder a todas as questões sobre a alimentação, mas, conforme já dissemos, sabemos o suficiente para dar e receber conselhos de fato seguros. E, se você quer respostas mais precisas, temos novidades.

**Quais novidades?**
Há versões menores desses estudos demorados e caros. São os ensaios

clínicos de curta duração – em especial, os ensaios clínicos controlados randomizados de curta duração. Digamos que desejamos descobrir se uma excelente dieta vegetariana estrita é melhor ou pior para a saúde humana do que uma excelente dieta vegetariana estrita com o acréscimo de peixe, ou seja, uma ótima dieta pescetariana. Vamos distribuir os participantes aleatoriamente pelos dois grupos. Em vez de acompanhá-los durante dez anos, nós o faremos por apenas seis meses. E vamos verificar um grande rol de biomarcadores que podem ser colhidos nesse tempo.

**Onde poderíamos ver diferenças em apenas seis meses?**
Nos marcadores inflamatórios, nas alterações do microbioma, na função endotelial. Nos níveis de triglicérides, na pressão sanguínea, no nível de glicose. Há muita coisa passível de verificação. Quando biomarcadores confiáveis são utilizados – medidas que variam bastante e produzem resultados como infartos –, a avaliação dessas mudanças de curto prazo se tornam um meio valioso de projetar os efeitos de longo prazo. Se os triglicérides e os marcadores inflamatórios estiverem baixos, poderemos projetar um índice mais baixo de infarto. Se os níveis de glicose e insulina estiverem baixos, poderemos eliminar o risco de diabetes. E assim por diante. Há diversos estudos desse tipo, revisados por pares, na literatura científica – e outros mais surgem a cada dia.

**É ético introduzir novos alimentos – gordura *trans*, por exemplo – em uma população?**
Existe o princípio da precaução. Ao introduzir algo novo em uma população, o correto é partir do princípio que é perigoso até termos certeza de que é seguro. Mas essa não é nem a lei nem a tradição em muitos lugares; a introdução é feita e a população vira cobaia.

**O princípio da precaução pressupõe a culpa até prova em contrário?**
Isso mesmo. Ao introduzir um alimento novo em uma população, é preciso pressupor que haverá dano, até que se consiga provar que não. Ninguém teve esse cuidado com as gorduras *trans*, e o mesmo tipo de descuido aconteceu muitas vezes na história da ciência, especialmente no campo da alimentação. As únicas certezas em relação à maioria dos "novos" alimentos é a de que eles não vão matar ninguém na hora e ninguém precisa deles.

**Isso não chega a ser um consolo.**
Bem, pelo menos a ciência tem mecanismos de autocorreção! Assim, ao longo do tempo, a ciência dos alimentos nos deu um óleo parcialmente hidrogenado. Depois, a epidemiologia (o estudo de populações), outro ramo da ciência, apontou os problemas. Foi mesmo lamentável. Mas, por outro lado, no grande esquema das coisas, nossa exposição ao problema foi breve. Nós acreditamos que os processos de autocorreção da ciência estão melhorando.

**Mas, se a ciência está o tempo todo corrigindo a si mesma, parece muito fácil dar de ombros a ela e dizer que ninguém sabe nada.**
Quando a ciência descobre seus próprios erros, as pessoas não deveriam se precipitar em concluir que, sendo assim, não podemos confiar nela. Precisamos aprender a usar a ciência e aplicá-la na alimentação. E acolher as ocasiões em que a ciência corrige a si mesma. É isso o que se espera dela.

**Além dos ensaios clínicos controlados randomizados, há outras metodologias para estudar os padrões alimentares?**
A observação é uma excelente fonte de informações. Estudar as populações como elas são é exatamente o que os estudos controlados randomizados não fazem, quer a questão seja apagar o fogo, quer seja jogar uma maçã no ar, quer seja verificar os efeitos do cigarro sobre a saúde. Nosso conhecimento sobre o cigarro vem da experiência e da consistência de padrões em grandes populações, que sofrem mudanças dramáticas quando as pessoas fumam. Não veio de estudos randomizados.

**Então devemos abandonar completamente os estudos controlados randomizados? Eles são caros, potencialmente antiéticos e sujeitos a falhas humanas.**
De jeito nenhum. Todo o nosso conhecimento confiável sobre alimentação e saúde veio de múltiplos tipos de evidência científica, inclusive dos estudos controlados randomizados. Tipos diferentes de pesquisa preenchem lacunas distintas na nossa compreensão da verdade. Nada é melhor que um ensaio clínico controlado randomizado para nos ajudar a conhecer a atribuição: que uma mudança em Y é atribuída a uma mudança

em X. Os estudos randomizados são excelentes para estabelecer o que os pesquisadores chamam de causalidade.

**Então, quando um conhecimento é óbvio e compartilhado, podemos pular a pesquisa científica e confiar no nosso bom senso?**
Sim, POR FAVOR. Bom senso é o que está faltando à moderna ciência da alimentação. Para usar nosso exemplo anterior, nossa confiança em que a água mata a sede e é melhor que gasolina para apagar o fogo é tão alta que não poderíamos esperar que um estudo formal do assunto melhorasse a nossa compreensão dele. A ciência não é o fim, os estudos controlados randomizados não são o fim – eles são o meio.

**Se a ciência é o meio, qual é o fim?**
A compreensão. O objetivo de todo esse esforço é compreender a verdade. Algumas verdades nós já sabemos, graças à monumental consistência de padrões e ao fato de os padrões serem consistentes apesar de todas as variações de fundo.

**Mas com certeza não faz mal confirmar a verdade com um ensaio clínico controlado randomizado.**
O problema é as pessoas acreditarem que todo o nosso conhecimento tem de vir de um estudo assim. Tal conceito resultou na percepção de que alguns especialistas estão minando a credibilidade de outros e nós somos obrigados a escolher nosso herói. Por exemplo: "Este especialista é *o* especialista, os outros não sabem o que falam". Isso não é ciência. Aí a população vê os "especialistas" batendo cabeça, conclui que *nenhum* sabe mesmo o que está falando e se desliga.

A apresentação equivocada de informações alimentares na imprensa pode provocar duas consequências: a melhor é a propagação da desconfiança; a pior é a disseminação da revolta. Não renuncie aos especialistas: as pessoas acreditam que sabemos muito menos sobre alimentação do que de fato sabemos; a população é estimulada a jogar a água da banheira junto com o bebê. Mas nós sabemos muita coisa!

**Portanto, embora a gente não saiba tudo sobre cada aspecto da alimentação, sabemos bastante apenas graças ao bom senso?**

> É possível ter uma dieta tão boa ou tão ruim que o efeito dos brócolis seja nulo, ou quase nulo.

E graças à ciência também! Mas podemos fazer afirmações sobre padrões alimentares em geral com mais confiança do que sobre aspectos isolados das dietas. Porque, honestamente, seja lá o que se diga sobre os brócolis, se a dieta como um todo for horrorosa, a inclusão dos brócolis não salvará ninguém de impactos nocivos. Também é possível ter uma boa dieta sem brócolis. É possível ter uma dieta tão boa ou tão ruim que o efeito dos brócolis seja nulo, ou quase nulo. Sabemos disso! Assim, é mais fácil chegar a conclusões mais confiáveis sobre padrões genéricos do que sobre aspectos específicos. A consistência das informações dos padrões genéricos são incontestáveis.

**O que não sabemos no campo da alimentação que ainda queremos saber?**
Há muitas coisas importantes ainda desconhecidas: o efeito de acrescentar peixe a uma excelente dieta vegetariana, o que fazer com os laticínios, a dieta cetogênica...

**Vocês acham que um dia teremos respostas para as questões que não são facilmente quantificáveis pelo método científico?**
Teoricamente, é possível encontrar as respostas a essas questões. Por exemplo, no que diz respeito a qual é o melhor padrão alimentar, conforme já discutimos, acreditamos que ninguém participaria de um estudo de trinta anos sobre dieta paleolítica *versus* dieta vegetariana estrita. Mas pensamos que haveria muitas pessoas dispostas a participar de um ensaio que tentasse provar os efeitos sobre a saúde de uma ótima dieta vegetariana estrita *versus* uma ótima dieta pescetariana *versus* até mesmo uma boa dieta paleolítica *por um período de tempo mais curto*.

**As pessoas se disporiam a participar desses ensaios porque, fosse como fosse, teriam uma boa alimentação.**
Tanto a ciência quanto os participantes sairiam ganhando. Nesse cenário, todas as opções seriam provavelmente melhores do que as dietas em curso. Se estivessem acima do peso, os participantes emagreceriam. Se tivessem fatores de risco, estes melhorariam.

**Já foi feito algum experimento com esses padrões alimentares?**
No caso da dieta mediterrânea e do vegetarianismo estrito, sim, há diversos estudos de intervenção (um ensaio clínico no qual se faz algum tratamento, ou intervenção) e ensaios clínicos controlados randomizados, que costumam responder a questões relativas a efeitos de curto prazo.

**Se realmente quisermos saber qual é a dieta campeã (eu quero), quanto tempo o estudo deverá demorar?**
Cem anos. Se quisermos mesmo saber qual dieta é a melhor para a saúde, devemos criar um estudo controlado randomizado que determine aos participantes, ainda no nascimento, uma dieta que deverão seguir pela vida toda. Isso nunca foi feito, e muito provavelmente jamais será.

Mas pense assim: para que criar um ensaio clínico controlado randomizado se dispomos de todas as informações necessárias através das populações do Mediterrâneo, de Okinawa e dos Estados Unidos, por exemplo? As informações extraídas de gerações de pessoas são muito mais robustas do que aquelas obtidas em estudos controlados de curto prazo. Quando nós juntamos o que de fato aprendemos em ensaios clínicos randomizados com o que só podemos saber pela observação de uma população ao longo de gerações, o resultado é muito poderoso. Sabemos, por exemplo, que a maioria das dietas aumentou e vai aumentar ainda mais o índice de doenças crônicas; não precisamos de nenhum ensaio clínico para nos provar isso.

# CONCLUSÃO

É simples comer bem em prol de tudo o que nos é importante – saúde e vitalidade, peso e aparência, longevidade, o bem-estar das pessoas que amamos, o destino do planeta – e, sim, em prol do prazer. Esse conhecimento está à vista de todos. Ele é produto de muita ciência, do bom senso elementar e do consenso global dos verdadeiros especialistas. É produto do legado e das tradições culinárias de pessoas de todos os continentes, culturas e gerações.

É realmente simples comer bem; apenas não é *fácil*. Não em nossa cultura.

Em nossa sociedade, hoje, os alimentos ultraprocessados são engenhosamente produzidos para serem viciantes – e todo mundo acha isso normal. *Marshmallows* multicoloridos são anunciados agressivamente a nossos filhos como ingredientes de um "café da manhã completo". Todos somos alimentados, enganados e manipulados pela *fast food*, pelos refrigerantes e pelos doces.

Nosso sistema alimentar é, numa única palavra, revoltante. Você deveria se revoltar.

Você deveria se revoltar diante de cada balcão e cada caixa registradora. Deveria se revoltar nos restaurantes. Deveria se revoltar nas escolas, nas conversas em família, com os amigos e os colegas de trabalho. Você deveria se revoltar na hora de votar.

Há tempos precisamos de uma revolução alimentar que torne comer bem algo fácil. É claro que sempre se pode comer bem. Nós esperamos que você o faça; e esperamos ter ajudado ao compartilhar informações neste livro.

Mas precisa ser tão difícil? É simples. Nossa sociedade deveria tornar mais fácil. Por isso, pedimos: revolte-se. Nós estamos esperando.

O Mark vai cozinhar.

– David

Acho que há muitas coisas a aprender neste livro e que nem todas se encaixam redondinhas sob o título *Comer o quê?* E isso se deve ao David, que tem mente e conhecimento amplos.

O bom senso – aquilo que sabemos ser verdade (os exemplos do David são "as maçãs caem na terra" e "não jogue gasolina no fogo") – é de fato importante. Resultados incríveis e inovadores são raros na pesquisa científica e ficam cada vez mais raros. Vale a pena lembrar-se disso quando alguém afirmar que resolveu o problema da fusão nuclear ou que – contrariamente ao que se sabe depois de 10.000 anos de experiência – o trigo é um veneno.

Há muito a extrair deste livro, é claro, porque todo mundo tem dúvidas sobre hábitos alimentares. Mas, para mim, a lição mais valiosa e fundamental é esta: nós sabemos o que é uma boa dieta. Sabemos, sim. As mudanças marginais – comer mais legumes e verduras e menos cereais integrais, ou vice-versa; não comer trigo, ou soja, ou laticínios, ou lá o que seja – não é o mais importante. O mais importante é comer comida de verdade e garantir que as plantas comestíveis predominem nas refeições. Basta folhear este livro para encontrar essa recomendação.

O bom senso também nos diz que um padrão alimentar que não apenas permita, mas também ajude todas as pessoas do planeta a comer dessa maneira é o ideal. Um sistema alimentar orientado para o bem comum é aquele que respeita a Terra, as pessoas e os animais. Que ideia!

Sigamos!

– Mark

# FONTES DE CONSULTA

## PRINCIPAIS

The True Health Initiative. "Consensus Position". https://www.true-healthinitiative.org/wp-content/uploads/2015/10/OHS_THI_ Pledge_160108_FINAL2.pdf.
Oldways Common Ground. "Consensus Statement". https://oldwayspt.org/programs/oldways-common-ground/oldways-common-ground-consensus.
"2015 Dietary Guidelines Advisory Committee Report". https://health.gov/dietaryguidelines/2015-scientific-report/.
Katz, David L. *The Truth About Food*. Amazon White Glove, 2018.
Katz, David L., Rachel S. C. Friedman, Sean Lucan. *Nutrition in Clinical Practice*. 3.ed. Filadélfia: Lippincott Williams & Wilkins/ Wolters Kluwer, 2014.
Katz, David L., S. Meller. "Can We Say What Diet Is Best for Health?" *Annu Rev Public Health* 35 (18/03/2014): 83–103.
US Burden of Disease Collaborators. "The State of US Health, 1990–2016: Burden of Diseases, Injuries, and Risk Factors Among US States". *JAMA* 319, n. 14 (2018): 1444–72. DOI: 10.1001/jama.2018.0158.
GBD 2017 Diet Collaborators. "Health Effects of Dietary Risks in 195 Countries, 1990–2017: A Systematic Analysis for the Global Burden of Disease Study 2017". *Lancet* 393, n. 10184 (11/05/2019): 1958–72.
Willett, W., J. Rockström, B. Loken, M. Springmann, T. Lang, S. Vermeulen, et al. "Food in the Anthropocene: The EAT-Lancet Commission on Healthy Diets from Sustainable Food Systems". *Lancet* 393, n. 10170 (02/02/2019): 447–92.

McGinnis, J. M., W. H. Foege. "Actual Causes of Death in the United States". *JAMA* 270, n. 18 (10/11/1993): 2207-2212.

Gardner, C. D., J. C. Hartle, R. D. Garrett, L. C. Offringa, A. S. Wasserman. "Maximizing the Intersection of Human Health and the Health of the Environment with Regard to the Amount and Type of Protein Produced and Consumed in the United States". *Nutr Rev* 77, n. 4 (01/04/2019): 197-215.

Katz, D. L., K. N. Doughty, K. Geagan, D. A. Jenkins, C. D. Gardner. "Perspective: The Public Health Case for Modernizing the Definition of Protein Quality". *Adv Nutr* 10, n. 5 01/09/2019): 755-64.

Nestle, Marion. *Food Politics*. Oakland: University of California Press, 2007.

Pollan, Michael. *Em defesa da comida*. Rio de Janeiro: Intrínseca, 2008.

Moss, Michael. *Sal, açúcar, gordura*. Rio de Janeiro: Intrínseca, 2015.

Buettner, Dan. *Zonas azuis*. São Paulo, nVersos, 2017.

Foodtank, https://foodtank.com/.

EAT Forum, https://eatforum.org/.

Planetary Health Alliance, https://planetaryhealthalliance.org/.

Civil Eats, https://civileats.com/.

Center for Science in the Public Interest, https://cspinet.org/.

# COMPLEMENTARES

Akesson, A., S. C. Larsson, A. Discacciati, A. Wolk. "Low-Risk Diet and Lifestyle Habits in the Primary Prevention of Myocardial Infarction in Men: A Population-Based Prospective Cohort Study". *J Am Coll Cardiol* 64, no. 13 (30/09/2014): 1299–306.

Akesson, A., C. Weismayer, P. K. Newby, A. Wolk. "Combined Effect of Low-Risk Dietary and Lifestyle Behaviors in Primary Prevention of Myocardial Infarction in Women". *Arch Intern Med* 167, n. 19 (22/10/2007): 2122–7.

Aldana, S. G., R. L. Greenlaw, H. A. Diehl, A. Salberg, R. M. Merrill, S. Ohmine, C. Thomas. "The Behavioral and Clinical Effects of Therapeutic Lifestyle Change on Middle-Aged Adults". *Prev Chronic Dis* 3, n. 1 (Janeiro de 2006): A05.

Aleksandrova, K., et al. "Combined Impact of Healthy Lifestyle Factors on Colorectal Cancer: A Large European Cohort Study". *BMC Med* 12, n. 1 (10/10/2014): 168. [Epub antes da impressão]

Allen, N. B., L. Zhao, L. Liu, M. Daviglus, K. Liu, J. Fries, Y. T. Shih, et al. "Favorable Cardiovascular Health, Compression of Morbidity, and Healthcare Costs: Forty-Year Follow-Up of the CHA Study (Chicago Heart Association Detection Project in Industry)". *Circulation* 135, n. 18 (02/05/2017): 1693–701.

Chiuve, S. E., K. M. Rexrode, D. Spiegelman, G. Logroscino, J. E. Manson, E. B.

Rimm. "Primary Prevention of Stroke by Healthy Lifestyle". *Circulation* 118, n. 9 (26/08/2008): 947-54.

Chomistek, A. K., S. E. Chiuve, A. H. Eliassen, K. J. Mukamal, W. C. Willett, E. B. Rimm. "Healthy Lifestyle in the Primordial Prevention of Cardiovascular Disease Among Young Women". *J Am Coll Cardiol* 65, n. 1 (06/01/2015): 43-51.

Daar, A. S., P. A. Singer, D. L. Persad, S. K. Pramming, D. R. Matthews, R. Beaglehole, A. Bernstein, et al. "Grand Challenges in Chronic Non-Communicable Diseases". *Nature* 450, n. 7169 (22/11/2007): 494-6.

Dansinger, M. L., J. A. Gleason, J. L. Griffith, H. P. Selker, E. J. Schaefer. "Comparison of the Atkins, Ornish, Weight Watchers, and Zone Diets for Weight Loss and Heart Disease Risk Reduction: A Randomized Trial". *JAMA* 293, n. 1 (05/01/2005): 43-53.

De Lorgeril, M., P. Salen, J. L. Martin, N. Mamelle, I. Monjaud, P. Touboul, J. Delaye. "Effect of a Mediterranean Type of Diet on the Rate of Cardiovascular Complications in Patients with Coronary Artery Disease. Insights into the Cardioprotective Effect of Certain Nutriments". *J Am Coll Cardiol* 28, n. 5 (01/11/1996): 1103-8.

De Waure, C., G. J. Lauret, W. Ricciardi, B. Ferket, J. Teijink, S. Spronk, M. G. Myriam Hunink. "Lifestyle Interventions in Patients with Coronary Heart Disease: A Systematic Review".
*Am J Prev Med* 45, n. 2 (agosto de 2013): 207-16.

Estruch, R., E. Ros, J. Salas-Salvadó, M. I. Covas, D. Corella, F. Arós, E. Gómez-Gracia, et al.; Pesquisadores do PREDIMED. "Primary Prevention of Cardiovascular Disease with a Mediterranean Diet". *N Engl J Med* 368, no. 14 (04/04/2013): 1279-90.

Ford, E. S., M. M. Bergmann, J. Kröger, A. Schienkiewitz, C. Weikert, H. Boeing. "Healthy Living Is the Best Revenge: Findings from the European Prospective Investigation into Cancer and Nutrition-Potsdam Study". *Arch Intern Med* 169, n. 15 (10/08/2009): 1355-62.

Freeman, A. M., P. B. Morris, N. Barnard, C. B. Esselstyn, E. Ros, A. Agatston, S. Devries, et al. "Trending Cardiovascular Nutrition Controversies". *J Am Coll Cardiol* 69, n. 9 (07/03/2017): 1172-87.

Galimanis, A., M. L. Mono, M. Arnold, K. Nedeltchev, H. P. Mattle. "Lifestyle and Stroke Risk: A Review". *Curr Opin Neurol* 22, n. 1 (fevereiro de 2009): 60-68.

Gardner, C. D., A. Kiazand, S. Alhassan, S. Kim, R. S. Stafford, R. R. Balise, H. C. Kraemer, A. C. King. "Comparison of the Atkins, Zone, Or-nish, and LEARN Diets for Change in Weight and Related Risk Factors Among Overweight Premenopausal Women: The A TO Z Weight Loss Study: A Randomized Trial". *JAMA* 297, n. 9 (07/03/2007): 969-77.

Gardner, C. D. "Tailoring Dietary Approaches for Weight Loss". *Int J Obes* 2, suppl. 1 (julho de 2012): S11–S15.

Gopinath, B., E. Rochtchina, V. M. Flood, P. Mitchell. "Healthy Living and Risk of Major Chronic Diseases in an Older Population". *Arch Intern Med* 170, n. 2 (25/01/2010): 208–9.

Gregg, E. W., H. Chen, L. E. Wagenknecht, J. M. Clark, L. M. Delahanty, J. Bantle, H. J. Pownall, et al.; Grupo de pesquisa Look AHEAD. "Association of an Intensive Lifestyle Intervention with Remission of Type 2 Diabetes". *JAMA* 308, n. 23 (19/12/2012): 2489–96.

Gupta, B. P., M. H. Murad, M. M. Clifton, L. Prokop, A. Nehra, S. L. Kopecky. "The Effect of Lifestyle Modification and Cardiovascular Risk Fac-tor Reduction on Erectile Dysfunction: A Systematic Review and Meta-Analysis". *Arch Intern Med* 171, n. 20 (14/11/2011): 1797–803.

Holme, I., K. Retterstøl, K. R. Norum, I. Hjermann. "Lifelong Benefits on Myocardial Infarction Mortality: 40-Year Follow-Up of the Randomized Oslo Diet and Antismoking Study". *J Intern Med* 280, n. 2 (agosto de 2016): 221–7.

Jenkins, D. J., B. A. Boucher, F. D. Ashbury, M. Sloan, P. Brown, A. El-Sohemy, A. J. Hanley, et al. "Effect of Current Dietary Recommendations on Weight Loss and Cardiovascular Risk Factors". *J Am Coll Cardiol* 69, n. 9 (07/03/2017): 1103–12.

Jenkins, D. J., P. J. Jones, B. Lamarche, C. W. Kendall, D. Faulkner, L. Cermakova, I. Gigleux, et al. "Effect of a Dietary Portfolio of Cholesterol-Lowering Foods Given at 2 Levels of Intensity of Dietary Advice on Serum Lipids in Hyperlipidemia: A Randomized Controlled Trial". *JAMA* 306, n. 8 (24/08/2011): 831–9.

Jenkins, D. J., A. R. Josse, J. M. Wong, T. H. Nguyen, C. W. Kendall. "The Portfolio Diet for Cardiovascular Risk Reduction". *Curr Atheroscler Rep* 9, n. 6 (dezembro de 2007): 501–7.

Jousilahti, P., T. Laatikainen, M. Peltonen, K. Borodulin, S. Männistö, A. Jula, V. Salomaa, K. Harald, P. Puska, E. Vartiainen. "Primary Prevention and Risk Factor Reduction in Coronary Heart Disease Mortality among Working Aged Men and Women in Eastern Finland Over 40 Years: Population Based Observational Study". *BMJ* 352 (01/03/2016): i721.

Katz, D. L., E. P. Frates, J. P. Bonnet, S. K. Gupta, E. Vartiainen, R. H. Carmona. "Lifestyle as Medicine: The Case for a True Health Initiative". *Am J Health Promot* (01/01/2017). DOI: 10.1177/0890117117705949. [Epub antes da impressão]

Katz, D. L., F. B. Hu. "Knowing What to Eat, Refusing to Swallow It". *Huffington Post*, 02/07/2014.

Katz, D. L. "Lifestyle Is the Medicine, Culture Is the Spoon: The Covariance of Proposition and Preposition". *Am J Lifestyle Med* 8 (2014): 301–5.

Katz, D. L. "Life and Death, Knowledge and Power: Why Knowing What Matters

Is Not What's the Matter". *Arch Intern Med* 169, n. 15 (10/08/2009): 1362–3.
Khera, A. V., C. A. Emdin, I. Drake, P. Natarajan, A. G. Bick, N. R. Cook, D. I. Chasman, et al. "Genetic Risk, Adherence to a Healthy Lifestyle, and Coronary Disease". *N Engl J Med* 375, n. 24 (15/12/2016): 2349–58.
King, D. E., A. G. Mainous 3rd, M. Carnemolla, C. J. Everett. "Adherence to Healthy Lifestyle Habits in US Adults, 1988–2006". *Am J Med* 122, n. 6 (junho de 2009): 528–34.
Knoops, K. T., L. C. de Groot, D. Kromhout, A. E. Perrin, O. Moreiras-Varela, A. Menotti, W. A. van Staveren. "Mediterranean Diet, Lifestyle Factors, and 10-Year Mortality in Elderly European Men and Women: The HALE Project". *JAMA* 292, n. 12 (22/09/2004): 1433–9.
Knowler, W. C., E. Barrett-Connor, S. E. Fowler, R. F. Hamman, J. M. Lachin, E. A. Walker, D. M. Nathan; Diabetes Prevention Program Research Group. "Reduction in the Incidence of Type 2 Diabetes with Lifestyle Intervention or Metformin". *N Engl J Med* 346, n. 6 (07/02/2002): 393–403.
Kono, Y., S. Yamada, J. Yamaguchi, Y. Hagiwara, N. Iritani, S. Ishida, A. Araki, Y. Hasegawa, H. Sakakibara, Y. Koike. "Secondary Prevention of New Vascular Events with Lifestyle Intervention in Patients with Noncardio-embolic Mild Ischemic Stroke: A Single-Center Randomized Controlled Trial". *Cerebrovasc Dis* 36, n. 2 (2013): 88–97.
Kurth, T., S. C. Moore, J. M. Gaziano, C. S. Kase, M. J. Stampfer, K. Berger, J. E. Buring. "Healthy Lifestyle and the Risk of Stroke in Women". *Arch Intern Med* 166, n. 13 (10/07/2006): 1403–9.
Kvaavik, E., G. D. Batty, G. Ursin, R. Huxley, C. R. Gale. "Influence of Individual and Combined Health Behaviors on Total and Cause-Specific Mortality in Men and Women: The United Kingdom Health and Lifestyle Survey". *Arch Intern Med* 170, n. 8 (26/04/2010): 711–8.
Ley, S. H., O. Hamdy, V. Mohan, F. B. Hu. "Prevention and Management of Type 2 Diabetes: Dietary Components and Nutritional Strategies". *Lancet* 383 (07/06/2014): 1999–2007.
Li, Y., A. Hruby, A. M. Bernstein, S. H. Ley, D. D. Wang, S. E. Chiuve, L. Sampson, K. M. Rexrode, E. B. Rimm, W. C. Willett, F. B. Hu. "Saturated Fats Compared with Unsaturated Fats and Sources of Carbohydrates in Relation to Risk of Coronary Heart Disease: A Prospective Cohort Study". *J Am Coll Cardiol* 66, n. 14 (06/10/2015): 1538–48.
Loef, M., H. Walach. "The Combined Effects of Healthy Lifestyle Behaviors on All Cause Mortality: A Systematic Review and Meta-Analysis". *Prev Med* 55, n. 3 (setembro de 2012): 163–70.
Machovina, B., K. J. Feeley, W. J. Ripple. "Biodiversity Conservation: The Key Is Reducing Meat Consumption". *Sci Total Environ* 536 (01/12/2015): 419–31.
Mann, J., et al. "Low Carbohydrate Diets: Going Against the Grain". *Lancet* 384

(25/10/2014): 1479-80.

McCullough, M. L., A. V. Patel, L. H. Kushi, R. Patel, W. C. Willett, C. Doyle, M. J. Thun, S. M. Gapstur. "Following Cancer Prevention Guidelines Reduces Risk of Cancer, Cardiovascular Disease, and All-Cause Mortality". *Cancer Epidemiol Biomarkers Prev* 20, n. 6 (junho de 2011): 1089-97.

Meng, L., G. Maskarinec, J. Lee, L. N. Kolonel. "Lifestyle Factors and Chronic Diseases: Application of a Composite Risk Index". *Prev Med* 29, n. 4 (outubro de 1999): 296-304.

Menotti, A., D. Kromhout, P. E. Puddu, A. Alberti-Fidanza, P. Hollman, A. Kafatos, H. Tolonen, H. Adachi, D. R. Jacobs Jr. "Baseline Fatty Acids, Food Groups, a Diet Score and 50-Year All-Cause Mortality Rates. An Ecological Analysis of the Seven Countries Study". *Ann Med* (06/09/2017): 1-10. DOI: 10.1080/07853890.2017.1372622.

Micha, R., J. L. Peñalvo, F. Cudhea, F. Imamura, C. D. Rehm, D. Mozaffarian. "Association Between Dietary Factors and Mortality from Heart Disease, Stroke, and Type 2 Diabetes in the United States". *JAMA* 317, n. 9 (07/03/2017): 912-24.

Mokdad, A. H., J. S. Marks, D. F. Stroup, J. L. Gerberding. "Actual Causes of Death in the United States, 2000". *JAMA* 291, n. 10 (10/03/2004): 1238-45.

Mozaffarian, D. "Dietary and Policy Priorities for Cardiovascular Disease, Diabetes, and Obesity: A Comprehensive Review". *Circulation* 133, n. 2 (12/01/2016): 187-225.

Muchiteni, T, W. B. Borden. "Improving Risk Factor Modification: A Global Approach". *Curr Cardiol Rep* 11, n. 6 (novembro de 2009): 476-83.

Ngandu, T., J. Lehtisalo, A. Solomon, E. Levälahti, S. Ahtiluoto, R. Antikainen, L. Bäckman, et al. "A 2-Year Multidomain Intervention of Diet, Exercise, Cognitive Training, and Vascular Risk Monitoring versus Control to Prevent Cognitive Decline in At-Risk Elderly People (FINGER): A Randomised Controlled Trial". *Lancet* 385, n. 9984 (06/06/2015): 2255-63.

Nicklett, E. J., R. D. Semba, Q. L. Xue, J. Tian, K. Sun, A. R. Cappola, E. M. Simonsick, L. Ferrucci, L. P. Fried. "Fruit and Vegetable Intake, Physical Activity, and Mortality in Older Community-Dwelling Women". *J Am Geriatr Soc* 60, n. 5 (maio de 2012): 862-8.

Ornish, D., J. Lin, J. Daubenmier, G. Weidner, E. Epel, C. Kemp, M. J. Magbanua, R. Marlin, L. Yglecias, P. R. Carroll, E. H. Blackburn. "Increased Telomerase Activity and Comprehensive Lifestyle Changes: A Pilot Study". *Lancet Oncol* 9, n. 11 (novembro de 2008): 1048-57.

Ornish, D., M. J. Magbanua, G. Weidner, V. Weinberg, C. Kemp, C. Green, M. D. Mattie, et al. "Changes in Prostate Gene Expression in Men Undergoing an Intensive Nutrition and Lifestyle Intervention". *Proc Natl Acad Sci U S A* 105, n. 24 (17/067/2008): 8369-74.

Ornish, D., L. W. Scherwitz, J. H. Billings, S. E. Brown, K. L. Gould, T. A. Merritt, S. Sparler, et al. "Intensive Lifestyle Changes for Reversal of Coronary Heart Disease". *JAMA* 280, n. 23 (16/12/1998): 2001–7.

Pett, K. D., J. Kahn, W. C. Willett, D. L. Katz. "Ancel Keys and the Seven Countries Study: An Evidence-Based Response to Revisionist Histories". *True Health Initiative*. http://www.truehealthinitiative.org/wordpress/wp-content/uploads/2017/07/SCS-White-Paper.THI_.8-1-17.pdf.

Ramsey, F., A. Ussery-Hall, D. Garcia, G. McDonald, A. Easton, M. Kambon, L. Balluz, W. Garvin, J. Vigeant; Centers for Disease Control and Prevention (CDC). "Prevalence of Selected Risk Behaviors and Chronic Diseases — Behavioral Risk Factor Surveillance System (BRFSS), 39 Steps Communities, United States, 2005". *MMWR Surveill Summ* 57, n. 11 (31/10/2008): 1–20.

Schellenberg, E. S., D. M. Dryden, B. Vandermeer, C. Ha, C. Korownyk. "Lifestyle Interventions for Patients with and at Risk for Type 2 Diabetes: A Systematic Review and Meta-Analysis". *Ann Intern Med* 159, n. 8 (15/10/2013): 543–51.

Small, B. J., R. A. Dixon, J. J. McArdle, K. J. Grimm. "Do Changes in Lifestyle Engagement Moderate Cognitive Decline in Normal Aging? Evidence from the Victoria Longitudinal Study". *Neuropsychology* 26, n. 2 (março de 2012): 144–55.

Sofi, F., M. Dinu, G. Pagliai, F. Cesari, R. Marcucci, A. Casini. "Mediterranean versus Vegetarian Diet for Cardiovascular Disease Prevention (the CARDIVEG Study): Study Protocol for a Randomized Controlled Trial". *Trials* 17, n. 1 (04/05/2016): 233.

Song, M., T. T. Fung, F. B. Hu, W. C. Willett, V. D. Longo, A. T. Chan, E. L. Giovannucci. "Association of Animal and Plant Protein Intake with All-Cause and Cause-Specific Mortality". *JAMA Intern Med* (01/08/2016). DOI: 10.1001/jamainternmed.2016.4182.

Song, M., E. Giovannucci. "Preventable Incidence and Mortality of Carcinoma Associated with Lifestyle Factors among White Adults in the United States". *JAMA Oncol* 2, n. 9 (01/09/2016): 1154–61.

Sotos-Prieto, M., S. N. Bhupathiraju, J. Mattei, T. T. Fung, Y. Li, A. Pan, W. C. Willett, E. B. Rimm, F. B. Hu. "Association of Changes in Diet Quality with Total and Cause-Specific Mortality". *N Engl J Med* 377, n. 2 (13/07/2017): 143–53.

Spencer, E. A., K. L. Pirie, R. J. Stevens, V. Beral, A. Brown, B. Liu, J. Green, G. K. Reeves; Million Women Study Collaborators. "Diabetes and Modifiable Risk Factors for Cardiovascular Disease: The Prospective Million Women Study". *Eur J Epidemiol* 23, n. 12 (2008): 793–9.

Springmann, M., H. C. Godfray, M. Rayner, P. Scarborough. "Analysis and Valuation of the Health and Climate Change Cobenefits of Dietary Change". *Proc Natl Acad Sci U S A* 113, n. 15 (12/04/2016): 4146–51.

Steptoe, A., J. Wardle. "What the Experts Think: A European Survey of Expert Opinion About the Influence of Lifestyle on Health". *Eur J Epidemiol* 10, n. 2 (abril de 1994): 195–203.

Stewart, B. W. "Priorities for Cancer Prevention: Lifestyle Choices versus Unavoidable Exposures". *Lancet Oncol* 13, n. 3 (março de 2012): e126–33.

Tanaka, S., S. Yamamoto, M. Inoue, M. Iwasaki, S. Sasazuki, H. Iso, S. Tsugane; JPHC Study Group. "Projecting the Probability of Survival Free from Cancer and Cardiovascular Incidence Through Lifestyle Modification in Japan". *Prev Med* 48, n. 2 (fevereiro de 2009): 128–33.

Trichopoulou, A., C. Bamia, D. Trichopoulos. "Anatomy of Health Effects of Mediterranean Diet: Greek EPIC Prospective Cohort Study". BMJ 338 (23/06/2009): b2337. DOI: 10.1136/bmj.b2337.

Turner-McGrievy, G. M., C. R. Davidson, E. E. Wingard, S. Wilcox, E. A. Frongillo.
"Comparative Effectiveness of Plant-Based Diets for Weight Loss: A Randomized Controlled Trial of Five Different Diets". *Nutrition* 31, n. 2 (fevereiro de 2015): 350–8.

Wang, D. D., Y. Li, S. E. Chiuve, M. J. Stampfer, J. E. Manson, E. B. Rimm, W. C. Willett, F. B. Hu. "Association of Specific Dietary Fats with Total and Cause-Specific Mortality". *JAMA Intern Med* 176, n. 8 (01/08/2016): 1134–45.

Wannamethee, S. G., A. G. Shaper, M. Walker, S. Ebrahim. "Lifestyle and 15-Year Survival Free of Heart Attack, Stroke, and Diabetes in Middle-Aged British Men". *Arch Intern Med* 158, n. 22 (7–21/12/1998): 2433–40.

Weisburger, J. H. "Lifestyle, Health and Disease Prevention: The Underlying Mechanisms". *Eur J Cancer Prev* 11, supl. 2 (agosto de 2002): S1–7.

Woo, J. "Relationships among Diet, Physical Activity and Other Lifestyle Factors and Debilitating Diseases in the Elderly". *Eur J Clin Nutr* 54, supl. 3 (junho de 2000): S143–7.

Compartilhe a sua opinião
sobre este livro usando a hashtag
**#Comeroque**
nas nossas redes sociais:

 /EditoraAlaude
 /EditoraAlaude
 /EditoraAlaude
 /AlaudeEditora